KLANGSCHALEN

Mein praktischer Begleiter

Peter Hess

VERLAG
PETER HESS

Impressum

ISBN: 978-3-938263-37-2
Autor: Peter Hess
Layout: Sandra Lorenz, Hannover
Lektorat: Ulrich Krause, Nienburg
Druck: WIRmachenDRUCK GmbH, Backnang

Hinweis

Die Ratschläge in diesem Buch sind vom Autor und Verlag sorgfältig erwogen und geprüft, dennoch übernehmen wir keine Garantie. Eine Haftung des Autors bzw. des Verlags und dessen Beauftragten für Personen-, Sach- und Vermögensschäden ist ausgeschlossen.

Bildnachweis

Archiv: Peter Hess® Institut (PHI), Bruchhausen-Vilsen;
„Foto und Bilderwerk Oldenburg" (Titel- u. Rückseite, S. 7, 9, 37, 53, 95, 117, 123, 128)

Inhalt

Vorwort

Die eigene Erfahrung ist der Schlüssel zur Welt der Klänge. Mit diesem Buch möchte ich Sie einladen, Ihren ganz persönlichen Zugang zu den Klangschalen zu finden und Klangübungen kennenzulernen, die Ihren Alltag bereichern und Ihre Gesundheit stärken können.

Alleine der goldene Glanz einer Klangschale erregt unsere Aufmerksamkeit. Ihr harmonischer, sphärisch anmutender Klang berührt uns und scheint auf eine besondere Art vertraut. Ich selbst bin 1984 auf Reisen durch Nepal und Indien diesen besonderen Instrumenten begegnet und habe in den folgenden Jahren die Klangmassage entwickelt. Meine eigenen Erfahrungen und die all der Seminarteilnehmer, denen ich die Klangschalen näherbringen durfte, überzeugen und faszinieren mich auch heute noch – 40 Jahre nach meiner ersten Begegnung mit den bronzenen Schalen.

In diesem Buch erfahren Sie, wie Sie die Klangschalen spielerisch mit allen Sinnen erkunden können und wie man sie für gezielte Klangübungen anspielt. Schritt für Schritt begeben Sie sich so auf eine Reise

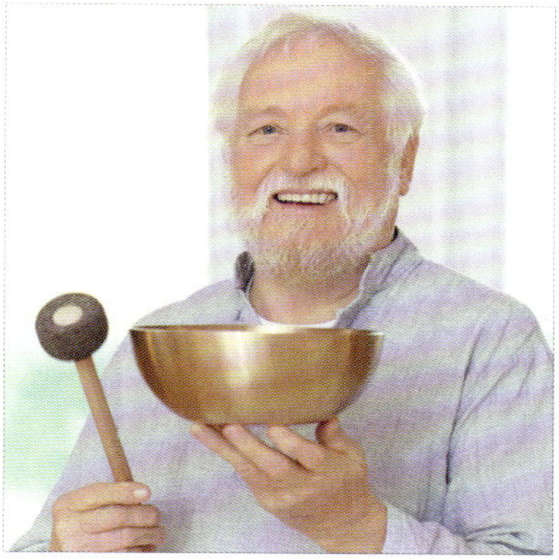

in die faszinierende Welt der Klänge und erfahren dabei vieles über die Hintergründe und Wirkungsweisen dieser Instrumente. Erleben Sie mit den vorgestellten Klangübungen selbst, wie die Klänge Ihren Körper, Ihren Geist und Ihre Seele ansprechen und stärken können.

Im Kapitel „Das kleine Klangschalen-ABC" habe ich für Sie Wissenswertes rund um Klangschalen zusammengestellt. Und im letzten Kapitel finden Sie weiterführende Informationen zu Workshops und Seminaren am Peter Hess® Institut (PHI) und über die speziell für die Peter Hess®-Klangmassage entwickelten Peter Hess® Qualitätsklangschalen, allen voran die sogenannten „Therapieklangschalen".

Ich würde mich sehr freuen, wenn Sie mit Hilfe dieses Buches Ihren ganz persönlichen Klangweg beschreiten und die Klangschalen für Sie zu einem wertvollen, praktischen Begleiter werden, der Ihr Leben bereichert!

Ihr

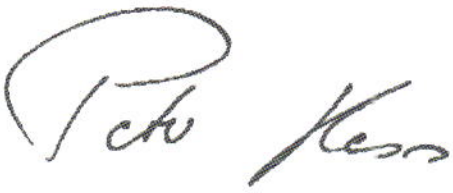

Peter Hess

Den harmonischen Klängen lauschen,
ihre zarten Schwingungen spüren,
einfach mal vom Alltag abschalten,
ganz bei sich sein,
eintauchen in einen Raum der Ruhe
und des Wohlbefindens.
Regeneration für Körper, Geist und
Seele kann geschehen.

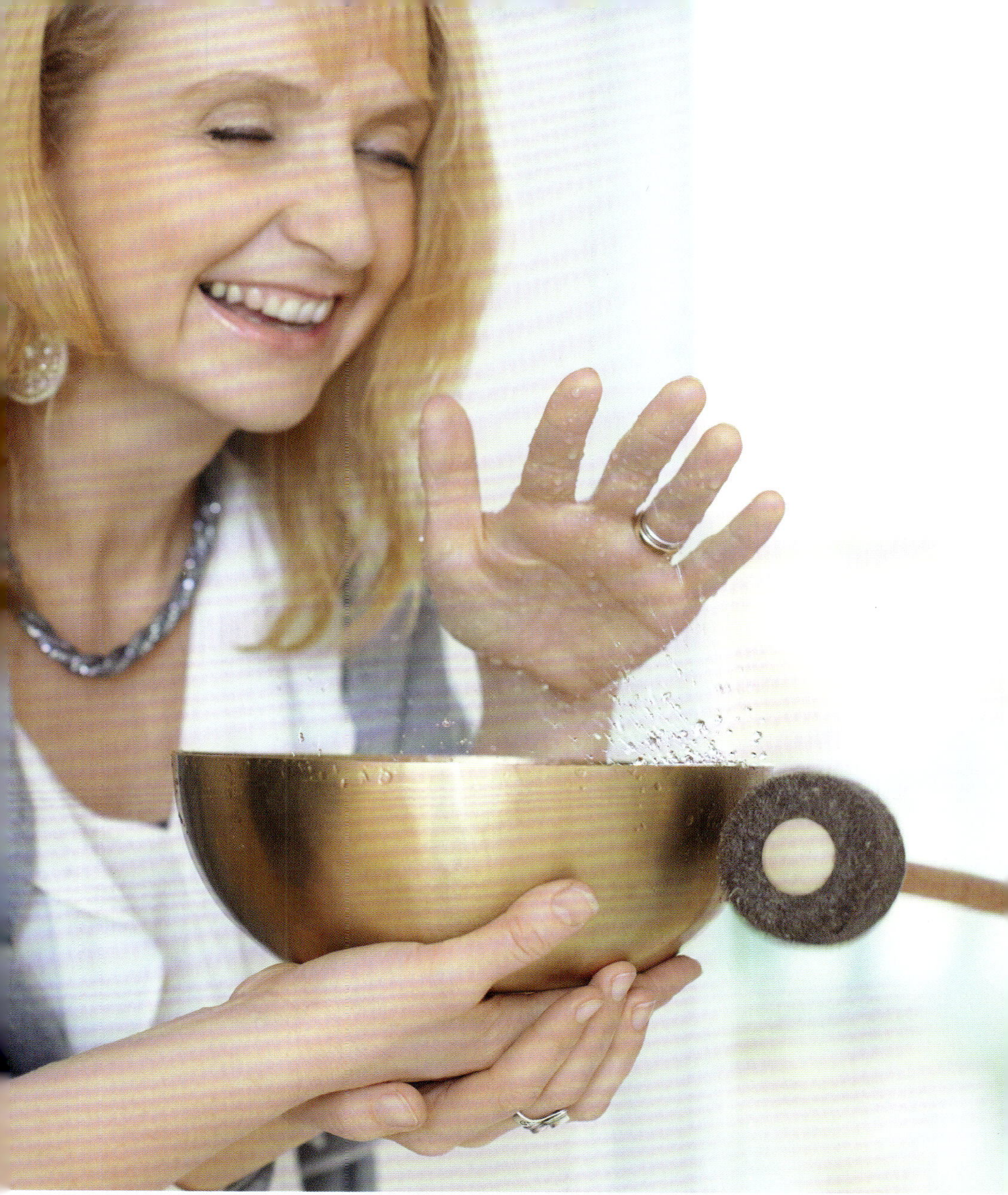

Kennenlernen und Experimentieren

Kennenlernen und Experimentieren

Klangschalen sprechen uns auf vielfältige sinnliche Weise an: ihr goldener Glanz, ihre glatte, kühle Oberfläche, ihr metallischer Geruch, die harmonischen Klänge und ihr sanftes Vibrieren eröffnen eine ganze Fülle von Wahrnehmungen. Diese spielerisch zu erkunden und damit zu experimentieren, dazu möchte ich Sie in diesem Kapitel einladen. Die hier gegebenen Anregungen können Sie natürlich beliebig erweitern – lassen Sie Ihrer Fantasie und Experimentierfreude freien Lauf!

Bevor Sie beginnen ...

Die Anleitungen bieten Ihnen die Möglichkeit, erste eigene Erfahrungen zur Wirkung zu sammeln. Bitte nehmen Sie sich hierfür Zeit! Wenn Sie mögen, laden Sie eine Freundin oder einen Freund dazu ein, so können Sie sich direkt über Ihre Erfahrungen austauschen, was ich besonders wertvoll finde.
Sie können die beschriebenen Anleitungen und Klangübungen mit fast jeder Klangschale machen, die Sie zur Verfügung haben. Bereits beim spielerischen Erkunden und Experimentieren können Sie mit einer guten Klangschale deren Wirkung erleben und zahlreiche Erkenntnisse sammeln.

Natürlich hängt die Wirkung der später vorgestellten, gezielten Klangübungen stark von der Qualität der Klangschale ab. Vielleicht sind Sie gerade erst auf die Klangschalen gestoßen oder haben bereits eine zu Hause. Für die nachfolgenden Übungen sollte Ihre Klangschale zwei Kriterien erfüllen:

- Der Klang sollte harmonisch und ruhig sein, sodass Sie sich gut entspannen können.
- Wenn Sie die Klangschale z.B. auf dem Handteller anklingen, sollten Sie die Klangschwingungen gut wahrnehmen können, denn die Klangübungen auf dem Körper basieren auf dieser Schwingungsfähigkeit.

Was die Größe der Schale angeht, halte ich eine „Universalschale" (vgl. S. 142) mit einem Durchmesser von etwa 21-22 cm, einer Schalenhöhe von circa 8 cm und einem Gewicht zwischen 900-1.000 Gramm für ideal. Dieser Schalentyp ist zudem für die Klangübungen optimal geeignet, weil er in Verbindung mit verschiedenen Schlägeln ein besonders breites Frequenzspektrum aufweist, sodass der gesamte Körper gut angesprochen werden kann. Ich empfehle Ihnen die Universalschale in der „Peter Hess® Therapieklangschalen-Qualität" oder „HIMALAYA-Klangschalen-Qualität", da diese beiden Qualitätsstufen (vgl. S. 138) ein sehr harmonisches und lang anhaltendes Schwingungsverhalten garantieren.

Noch einige Hinweise:

- Egal ob Sie die Übungen im Sitzen, Stehen oder Liegen machen, achten Sie stets auf eine bequeme Haltung.
- Sorgen Sie dafür, dass Sie während des Experimentierens und Übens ungestört sind.
- Ein wichtiges Prinzip lautet: Weniger ist mehr.
  Gerade am Anfang tendiert man dazu, die Klangschalen zu kräftig und zu häufig anzuschlagen – ich möchte Sie dazu einladen, behutsam und vorsichtig zu beginnen.
- Beobachten Sie aufmerksam, was Sie während des Experimentierens und der Übungen spüren, was in Ihrem Körper, aber auch in Ihren Gedanken und in Ihrem Fühlen vor sich geht. Versuchen Sie dabei einfach nur zu beobachten, ohne das, was Sie wahrnehmen, zu bewerten.
- Jede Klangerfahrung ist einzigartig: Ein und dieselbe Übung kann von verschiedenen Personen oder in verschiedenen Situationen sehr unterschiedlich erlebt werden. Deshalb gibt es kein richtig oder falsch.
- Nehmen Sie sich im Anschluss an die Klangübung ausreichend Zeit zum Nachspüren. Beobachten Sie sich selbst auch noch in den nächsten Tagen, denn manchmal setzt die Wirkung der Klänge verzögert ein oder äußert sich z.B. in Träumen oder einem besonders erfrischenden Schlaf.

Beim Experimentieren sind Ihrer Fantasie keine Grenzen gesetzt. **Sie sollten lediglich auf zu harte oder spitze Materialien verzichten, die die Schale beschädigen könnten. Und achten Sie bitte darauf, dass die Schale niemals auf den Boden fällt, denn die Schale könnte dabei beschädigt werden oder gar brechen.** Hierzu muss man wissen, dass gute Klangschalen aus sehr hochwertiger Bronze bestehen, einem harten und spröden Material, das leicht brechen kann. Besonders gefährdet sind die gegossenen ASSAM- und ZEN-Klangschalen (vgl. S. 141).

Neugieriges Betasten der Klangschale mit geschlossenen Augen

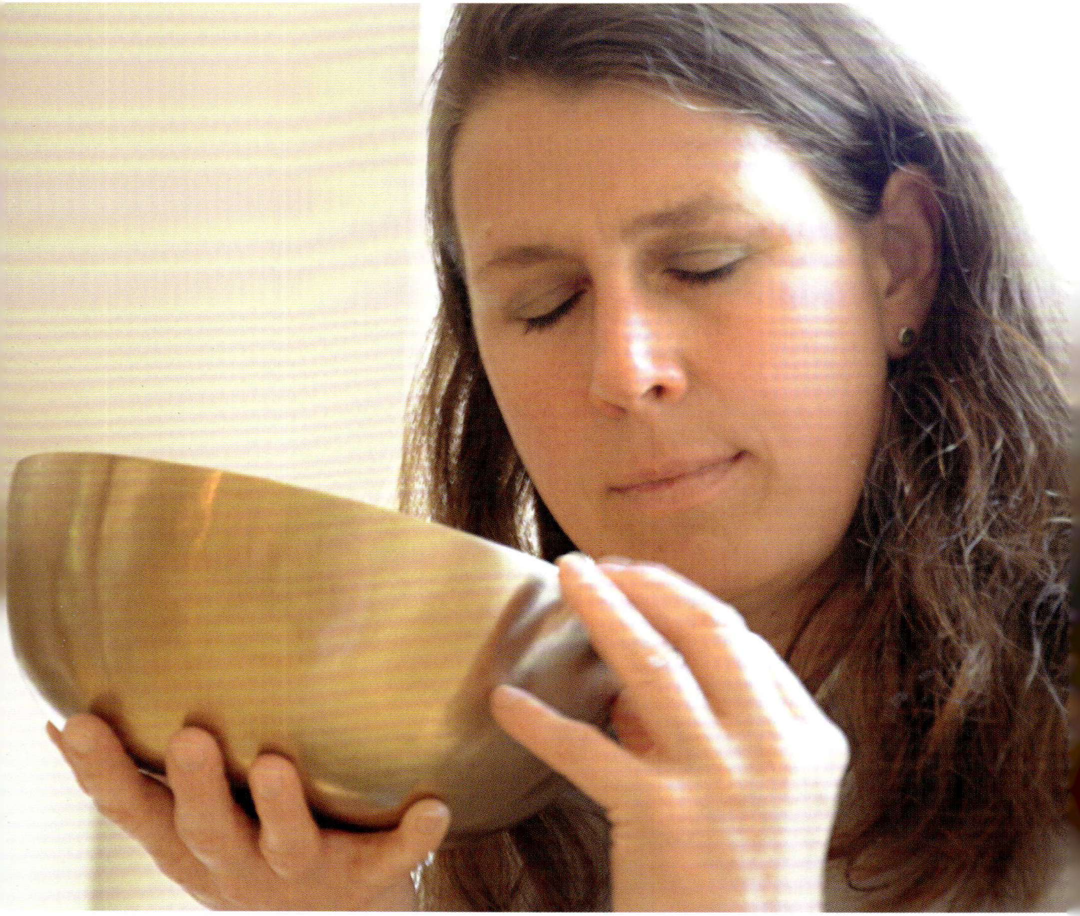

Erste sinnliche Begegnung mit der Klangschale

Erkunden Sie die Klangschale zunächst ganz spielerisch mit Ihren Händen. Nutzen Sie all Ihre Sinne, um sich auf diese spannende Entdeckungsreise zu begeben!

Übung

- *Machen Sie es sich bequem und nehmen Sie Ihre Klangschale in beide Hände.*
- *Vielleicht mögen Sie zu Beginn die Augen schließen und erst einmal Ihre Hände auf Erkundungsreise schicken. Ertasten und erfühlen Sie die Klangschale.*
- *Wie liegt die Schale in Ihren Händen, welche Form hat sie, wie schwer ist sie?*
- *Ist der Schalenrand überall gleich dick oder dünn?*
- *Ist die Oberfläche ganz glatt oder gibt es Unebenheiten?*
- *Hat das Material einen besonderen Geruch?*
- *Wie verändert sich Ihre Wahrnehmung während der Übung und je länger Sie die Schale mit den Händen erkunden?*
- *Lassen Sie sich ganz auf diese Erkundungsreise ein und beobachten Sie aufmerksam, was Sie wahrnehmen.*

Nun sind Sie bereits in das Experimentieren mit der Klangschale eingestiegen und haben vielfältige Informationen über Form, Größe, Gewicht, Wandstärke, Beschaffenheit der Oberfläche und das harmonische Zusammenspiel all dieser verschiedenen Komponenten erhalten. Sie alle zusammen bestimmen neben der verwendeten Metalllegierung das Klangbild einer Klangschale (vgl. S. 100). Aufbauend auf diesem ersten Kennenlernen empfehle ich Ihnen direkt die nächste Übung.

Eine Klangschale – unendlich viele Klänge

Im nächsten Schritt versuchen Sie nun, die Klangschale zum Klingen zu bringen. Experimentieren Sie zu Beginn ohne Schlägel und erkunden Sie auch die Klangvielfalt Ihrer Klangschale zunächst nur mit Ihren Händen.

Übung

- *Sie stellen die Klangschale auf ein Kissen oder auf Ihren flachen Handteller und tippen sie vorsichtig mit dem Handballen an.*
- *Welcher Klang entsteht, wenn Sie sie am oberen Rand berühren, welcher, wenn Sie die Schale eher im unteren Bereich antippen?*
- *Macht es einen Unterschied, ob Sie die Klangschale von außen oder von innen zum Tönen bringen?*
- *Wie klingt es, wenn Sie die Schale ganz sanft berühren, wie, wenn Sie sie etwas kräftiger anstoßen?*
- *Wie ist es, wenn Sie statt des Handballens die Klangschale mit einer Fingerkuppe oder den Knöcheln antippen?*
- *Welcher Klang ist zu hören, wenn Sie mit dem Fingernagel etwas dagegen schnippen oder sachte über die Oberfläche kratzen?*
- *Was passiert, wenn Sie die Klangschale anders halten?*
- *Probieren Sie alles aus, was Ihnen in den Sinn kommt, und geben Sie sich ganz Ihrer Wahrnehmung hin.*

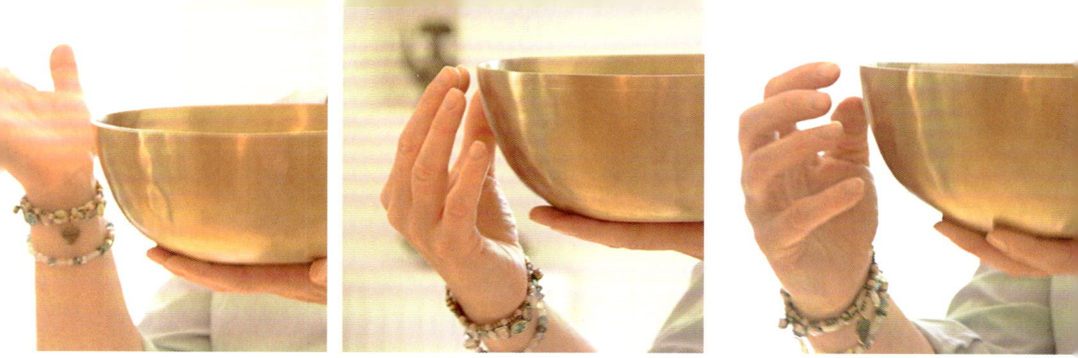

Anklingen mit dem Handballen, den Fingerkuppen, den Fingernägeln.

Erweiterte Übung

- *Nun erweitern Sie die Übung und experimentieren mit verschiedensten Anschlaghilfen. Erkunden Sie die Schale z.B. mit verschieden großen und unterschiedlich festen Filzschlägeln, einem Gummischlägel oder einem Holzklöppel.*
- *Sie können auch andere Dinge wie einen Tannenzweig, Tischtennisbälle oder Plastikstifte verwenden, um die Schale zum Tönen zu bringen.*
- *Lassen Sie die je unterschiedlichen Klänge auf sich wirken und finden Sie heraus, welche Klänge Ihnen angenehm sind und welche eher nicht.*

Vielleicht haben Sie bei dieser Übung bemerkt, dass sich ein und derselben Klangschale eine Vielfalt an Klängen entlocken lässt. Es ertönen mal tiefere, mal höhere, mal leisere, mal lautere Klänge – je nachdem, womit, wie und an welcher Stelle Sie die Klangschale anklingen.

Aus der Praxis:
Kinder sind oft augenblicklich von den golden glänzenden Klangschalen fasziniert. Zahlreiche Wahrnehmungs- und Lernspiele ermöglichen neben dem kreativen Spiel auch einen gezielten Einsatz in Kindergarten und Schule.

Buchtipp: Klangschalen - mit allen Sinnen spielen und lernen (Verlag Peter Hess, 2023 · ehemals erschienen im Kösel Verlag)

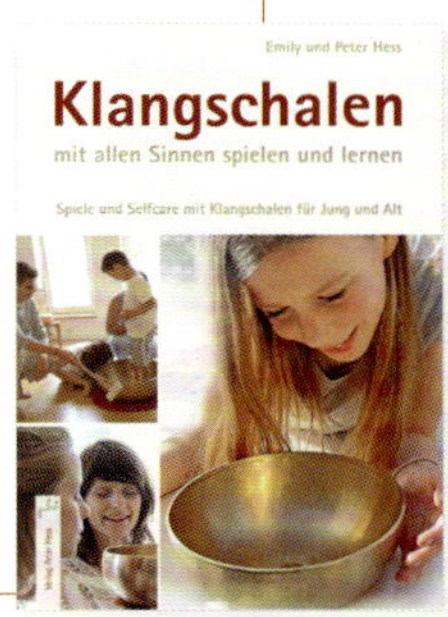

Die Klangschale „betrommeln"

Eine besondere und bei Kindern beliebte Möglichkeit der Klangerzeugung ist es, wenn die Klangschale zur „Trommel" wird. Dabei gibt es zwei verschiedene Möglichkeiten:

Übung

- Stellen Sie die Klangschale auf ein Kissen und halten Sie sie ganz leicht am oberen Rand mit Daumen und Zeigefinger fest.
- Nun klingen Sie die Schale mit den Fingerkuppen oder einem Schlägel an.
- Wie hört sich der Klang an?
- Welchen Unterschied hören Sie, wenn Sie den Schalenrand festhalten oder loslassen?
- Verändert sich der Klang, wenn Sie die Finger nur ganz leicht schließen oder den Rand richtig fest halten?
- Probieren Sie aus und hören Sie genau hin.

Die Klangschale kann auch wie eine Trommel mit den Händen bespielt werden.

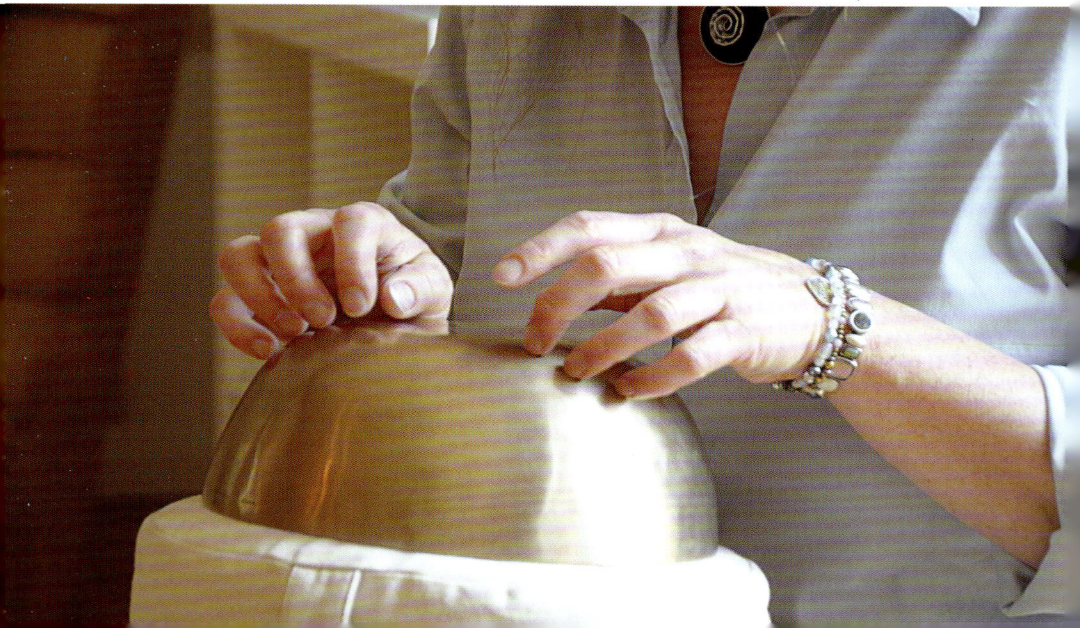

Übungsvariation

- Alternativ können Sie die Klangschale auch umgedreht auf eine weiche Unterlage stellen und mit beiden Händen auf ihr trommeln.
- Versuchen Sie dies an unterschiedlichen Stellen. Experimentieren Sie beim Anklingen mit Händen und Anschlaghilfen und nehmen Sie die große Tonvielfalt wahr.

Durch das Festhalten der Klangschale bzw. Aufstellen des Schalenrandes (vgl. Übungsvariation) wird der Klang sozusagen abgebremst und die Klangschwingung kann sich nicht frei entfalten. Die sonst lang klingende Schale wird zu einer Art Trommel mit einem eher kurzen Klang. Dies ermöglicht ein rhythmisches Spielen. Bei der Verwendung mehrerer Klangschalen können sogar kleine Melodien erzeugt werden.

Für die späteren gezielten Klangübungen ist das eine wichtige Feststellung: Damit sich die Klangschwingung frei ausbreiten kann, muss die Klangschale entsprechend gehalten bzw. positioniert werden (vgl. S. 38).

Die Klangschale zum „Singen" bringen

Eine weitere Alternative zum Anklingen der Klangschale ist das Reiben mit einem Klöppel. Bewährt haben sich hierfür z.B. mit Leder ummantelte Schlägel. Reine Holzklöppel eignen sich meiner Erfahrung nach nicht so gut, da diese einen zu „harten" und oft krächzenden Klang erzeugen.

Im Idealfall erklingt durch das Anreiben ein stehender, lang anhaltender Klang – die Schale scheint regelrecht zu „singen". Davon leitet sich auch die im Englischen verwendete Bezeichnung „Singing bowl" ab. Es erfordert etwas Übung und eine gute Motorik, um einen sauberen Klang zu erzeugen. Je nach Klangschale gelingt es leichter oder schwerer, bis gar nicht – das müssen Sie einfach ausprobieren. Haben Sie etwas Geduld, mit etwas Neugier und Experimentierfreude wird es Ihnen sicher gelingen, einen angenehmen, singenden Klang zu erzeugen!

Übung

- Stellen Sie die Klangschale auf Ihren Handteller oder auf eine Gummiunterlage, sodass sie beim Reiben nicht wegrutschen kann. Achten Sie aber darauf, dass die Schale trotzdem frei schwingen kann.
- Umfassen Sie den entsprechenden Reibeklöppel, wie Sie es auf den nachfolgenden Bildern sehen können, und drücken diesen leicht bis mittelfest und etwas schräg an den äußeren Rand der Schale.
- Nun führen Sie den Klöppel gleichmäßig und langsam um die Klangschale herum. Die Bewegung ist vergleichbar mit der, wenn man ein Weinglas mit einem Finger reibt und zum Klingen bringt.
- Nach und nach entsteht der typisch singende Ton.
- Lauschen Sie diesem Klang und nehmen Sie wahr, wie er auf Sie wirkt.

Durch das Reiben mit einem Klöppel kann man die Klangschale zum „Singen" bringen.

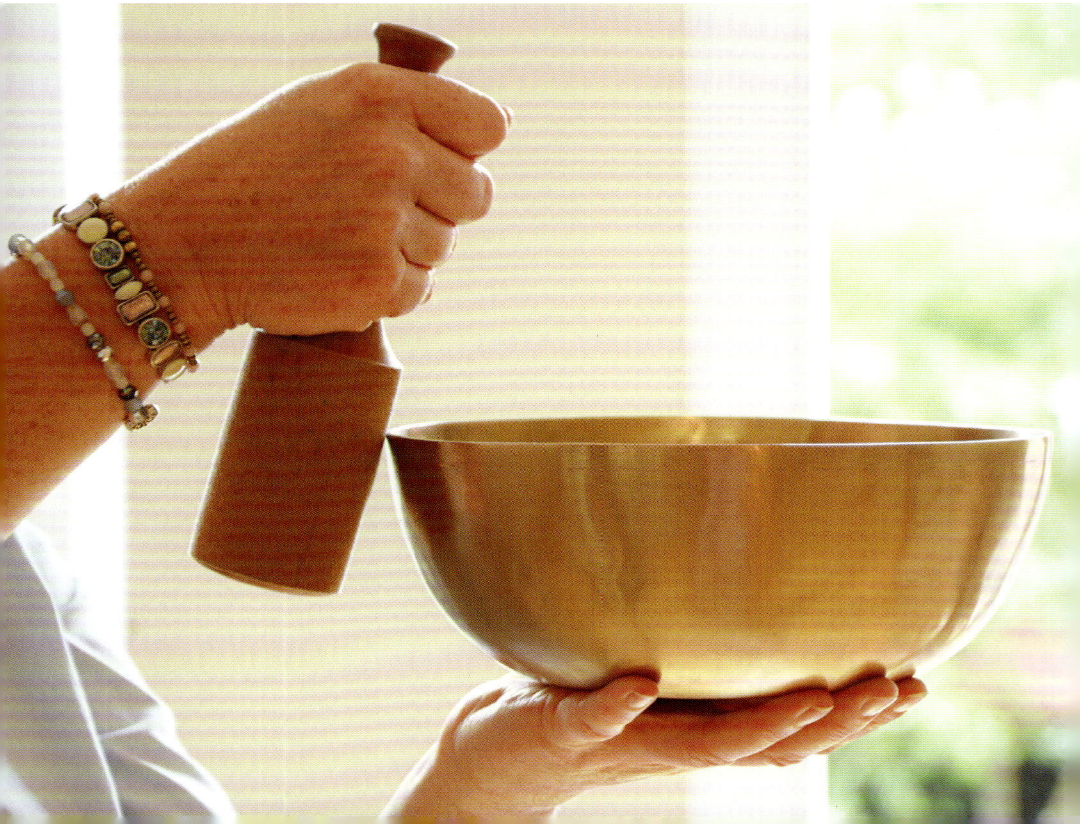

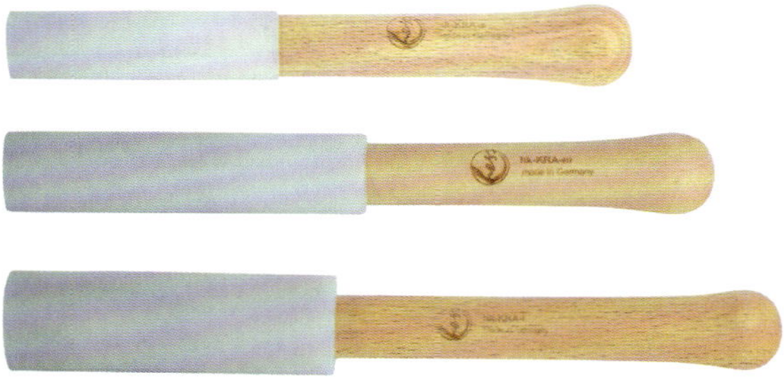

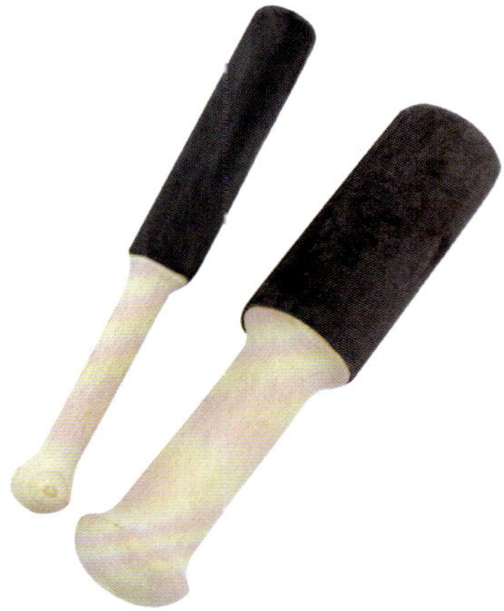

Es gibt spezielle Klöppel, die sich besonders gut für das Reiben einer Klangschale eignen.

Übungsvariationen

Sollte die Klangschale so nicht zum Schwingen kommen, dann können Sie Verschiedenes ausprobieren:

- Verändern Sie den Druck des Reibeklöppels, versuchen Sie es mit etwas mehr oder etwas weniger Druck.
- Verändern Sie den Winkel des Reibeklöppels zum Schalenrand, halten Sie diesen etwas schräger oder gerader.
- Verändern Sie die Reibegeschwindigkeit, bewegen Sie den Klöppel etwas schneller oder langsamer am Rand entlang. Meistens führt das langsame Reiben schneller zum Erfolg.
- Sie können die Klangschale beim Reiben auch leicht hin- und herwiegen. Dadurch ändern sich automatisch der Reibedruck und die Reibegeschwindigkeit.
- Die einfachste Methode ist es, wenn Sie die Schale kurz am oberen Rand mit einem Schlägel anschlagen – ein Klang ertönt. Um den Klang zu halten und zum „Singen" zu bringen, reiben Sie dann die bereits klingende Klangschale, so wie oben beschrieben.

Es ist faszinierend, der Klangschale diesen besonderen Klang zu entlocken – das weckt auch immer wieder Begeisterung bei den Zuhörern. Ihnen ist aber vielleicht aufgefallen, dass diese Art Klang sehr intensiv, zum Teil sogar etwas schrill ist. Entsprechend eignet sich der „singende Klang" nicht für alle Zwecke. Ich empfehle ihn für Konzerte oder zur meditativen Begleitung. Für die in diesem Buch beschriebenen Klangübungen und den Einsatz in der Klangmassage halte ich ihn nicht für geeignet, da der lang andauernde Klang zu intensiv und zu auffordernd wirkt. Etwas, das den Prinzipien unserer Klangmethoden widerspricht.

An dieser Stelle möchte ich Sie auf einen wichtigen Grundsatz aufmerksam machen: Die Handlung folgt der Intention!
Das heißt, wenn Sie nicht gerade experimentieren, sollten Sie sich immer klar darüber sein, was Sie mit einer Übung bzw. einem Klangangebot bewirken möchten, vor allem dann, wenn Sie die Klänge einer anderen Person anbieten.
Hier ein Beispiel: Möchten Sie jemanden eine Entspannung anbieten, so werden Sie für diese Person sehr sanfte und harmonische Klänge wählen. Möchten Sie hingegen die Aufmerksamkeit von einer Gruppe auf sich ziehen, dann werden Sie eher einen klaren und hellen Ton nutzen wie z.B. den einer ZEN-Schale oder Zimbel.

Tipp:
Falls Sie eine Klangschale zum Anreiben haben möchten, dann sollten Sie eine größere Anzahl zum Ausprobieren zur Verfügung haben, denn ja nach Schale gelingt das Anreiben leichter oder schwerer. Es gibt auch Klangschalen, die dafür gar nicht geeignet sind. Wenn z.B. der Schalenrand nicht gleichmäßig gefertigt ist, springt der Klöppel beim Reiben und erzeugt ein klirrendes Geräusch.

Bewegte Klang-Bilder

Besonders viel Spaß macht das Experimentieren, wenn Kinder dabei sind. Sie haben oft sehr interessante Ideen. So ist auch nachfolgende Übung entstanden.

Übung

- Füllen Sie die Klangschale mit unterschiedlichen Gegenständen wie z.B. Erbsen, Bohnen oder Sand.
- Halten Sie die gefüllte Schale ganz leicht mit Ihren Fingerkuppen und bewegen Sie sie langsam hin und her.
- Der Inhalt der Schale kommt in Bewegung. Beobachten Sie, was geschieht.
- Welche Geräusche sind zu hören?
- Lässt sich eine eigene Bewegung der unterschiedlichen Gegenstände erkennen?
- Was nehmen Sie noch wahr?

Beim Experimentieren mit Klangschalen sind der Fantasie keine Grenzen gesetzt!

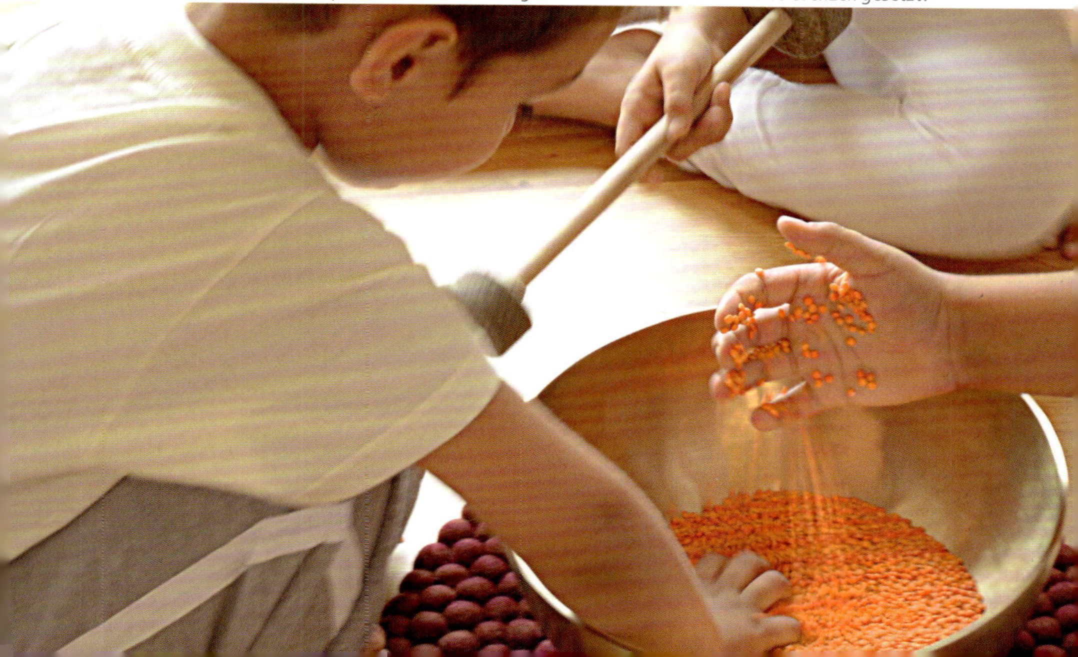

Übungsvariation

- Statt die Klangschale zu bewegen, können Sie sie auch auf ein Kissen stellen und mit dem Handballen anschlagen.
- Dann bewegt sozusagen der Klang die Gegenstände – auch hier ist es sehr spannend, mit verschiedenen Anschlagstellen und Anschlagstärken zu experimentieren.
- Beobachten Sie die Unterschiede.

I.d.R. werden sich die Materialien – je nach ihrer Form, Größe, Gewicht und Beschaffenheit – unterschiedlich bewegen, es entsteht ein „bewegtes Klang-Bild". Dabei formen sich manchmal richtige Mandalas!
Und es lassen sich auf diese Weise tolle Geräusche gestalten, wie man sie z.B. für die Vertonung einer Geschichte nutzen kann.

Die Wasser-Klang-Bilder von Alexander Lauterwasser bestechen nicht nur durch ihre Schönheit, sondern zeigen auf beeindruckende Weise, wie Wasser auf Klang reagiert.

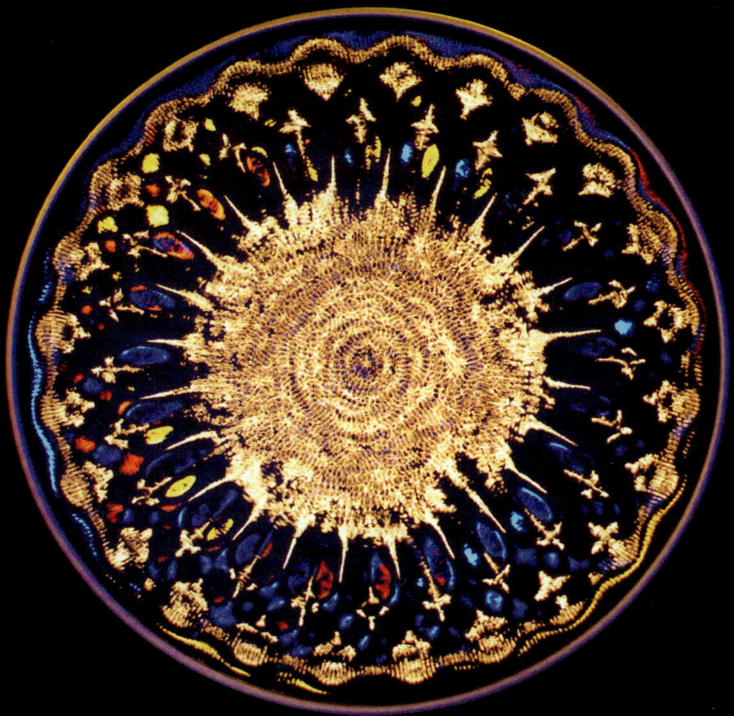

Klangschalen und Wasser

Sowohl Wasser als auch Klang werden in vielen Schöpfungsmythen mit dem Beginn der Welt in Zusammenhang gebracht. Diese besondere Beziehung nimmt in den Wasser-Klang-Bildern von Alexander Lauterwasser auf beeindruckende Weise Gestalt an. Seine Arbeiten beschäftigen sich intensiv mit der gestaltbildenden Kraft von Klang und Wasser. Lauterwasser leitet daraus universelle Phänomene ab (In: *Peter Hess-Klangmethoden im Kontext von Forschung und Wissenschaft*, 2010):

> *„In der Natur begegnen wir vielen Mustern und Formen, die in ihrer ganz eigenen Formensprache eine sehr große Verwandtschaft zu den Strukturen vieler Schwingungsbilder aufweisen. Vielleicht könnte das ein Hinweis darauf sein, dass in der Natur Schwingungen eine ganz zentrale Rolle bei Gestaltbildungen spielen. In Schwingungen könnten sozusagen die Gestaltungsimpulse kodiert sein, die „In-Formationen". Schwingungen können etwas bewegen, woraus schließlich Umstrukturierungen und neue Lebensgestaltungen hervorgehen können. Das Licht wird an der äußeren Oberfläche der Dinge reflektiert, der Klang jedoch vermag nach innen vorzudringen; er vermag das Ganze zu durchdringen und zu bewegen."*

Die nachfolgenden Bilder des Wasser-Klang-Forschers zeigen, wie Wasser auf die Klänge einer „Peter Hess® Therapieklangschale" reagiert. Sie bestechen durch ihre Schönheit.

Wasser-Klang-Bilder vom Klang einer großen Beckenschale in Therapiequalität.

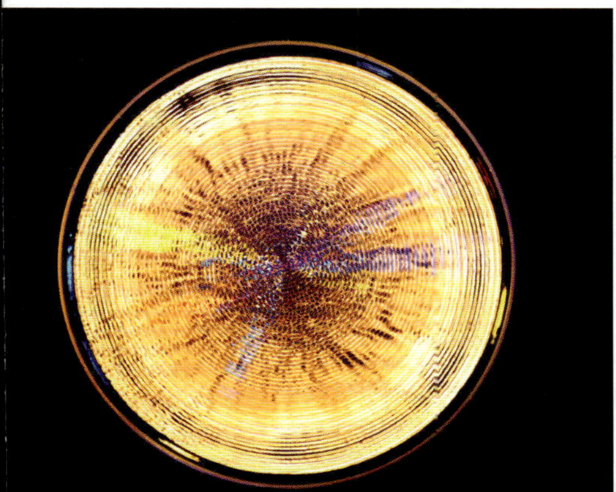

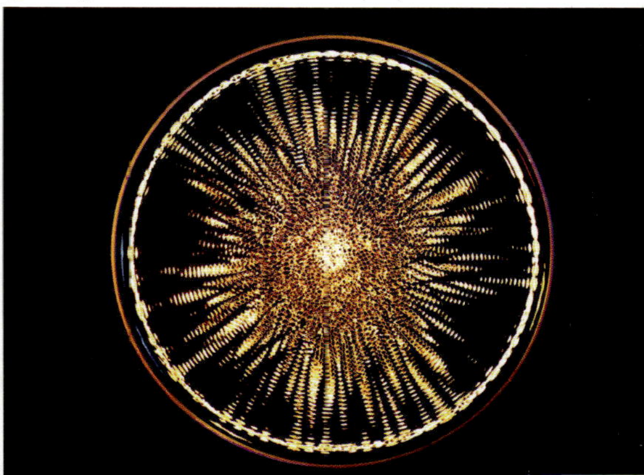

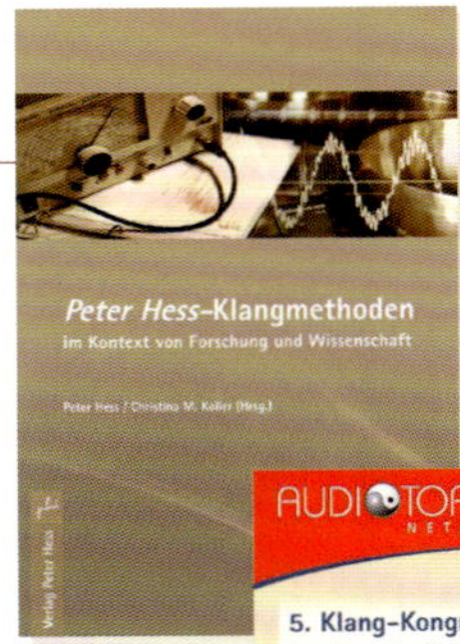

Buch-/DVD-Tipp:
In dem Buch „*Peter Hess*-Klangmethoden im Kontext von Forschung und Wissenschaft" (Verlag Peter Hess 2010) und auf der DVD „5. Klang-Kongress 2011. Das Gesunde fördern – professionell mit Klang arbeiten!" (Auditorium Netzwerk) gibt Alexander Lauterwasser einen spannenden Einblick in die besondere Beziehung zwischen Wasser und Klang und dem damit verbundenen universellen Phänomen.

Buch und DVD erhältlich bei www.verlag-peter-hess.de

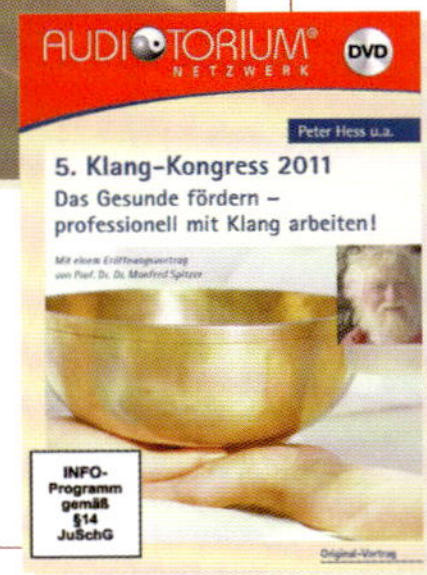

Interessant ist, dass tiefe Töne i.d.R. eher ein Klang-Wasser-Bild mit einer „groben" Struktur ergeben, wohingegen höhere Klänge feinere Strukturen bewirken. Hierin sind Parallelen zu den Chakra-Bildern zu finden, wie sie der religiöse Maler Madhu Chitraka aus Nepal malt. Das Angebot bei einer Klangmassage berücksichtigt dieses Prinzip, indem für den Unterleib tiefe, für den Herzbereich etwas höhere und für den Kopfbereich hohe Klänge verwendet werden.

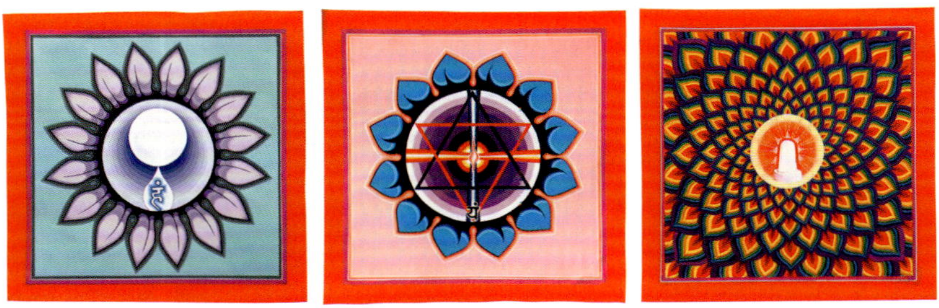

Chakra-Bilder des religiösen Malers Madhu Chitrakar aus Nepal.

Wenn Sie sich bei den nachfolgenden Übungen bewusst machen, dass der menschliche Körper zu etwa 70 % aus Wasser besteht, dann ist leicht vorstellbar, welche Wirkung die Klänge auf ihn haben. Ein schönes Bild hierzu ist das eines Steines, der in einen See geworfen wird. Von der Stelle aus, wo der Stein ins Wasser fällt, breiten sich konzentrische Kreise über die Wasseroberfläche aus und bringen letztlich den ganzen

See in Bewegung. Genauso bringen die sanften Klangvibrationen die „inneren Gewässer" wie Blut, Lymphe oder Verdauungssäfte in Bewegung. Dies führt unter anderem zu einer Stimulation des Bindegewebes, einer Lockerung der Muskulatur und einer Anregung der Durchblutung.

Wasser-Klang-Bilder

Ähnlich wie bei der Übung „Bewegte Klang-Bilder" (S. 21) entstehen in der spielerischen Kombination von Wasser und Klang wunderschöne Mandalas.

Übung

- Stellen Sie die Klangschale auf eine weiche Unterlage wie eine Gummimatte und füllen Sie die Schale zu etwa 3/4 mit Wasser.
- Schlagen Sie die Schale zunächst sanft, dann immer stärker mit einem mittleren Filzschlägel an. Experimentieren Sie!
- Nach und nach entstehen auf der Wasseroberfläche geometrische Figuren. Die Mandalas dieser Wasser-Klang-Bilder faszinieren in ihrer Schönheit. Tauchen Sie darin ein und lassen Sie sie auf sich wirken.

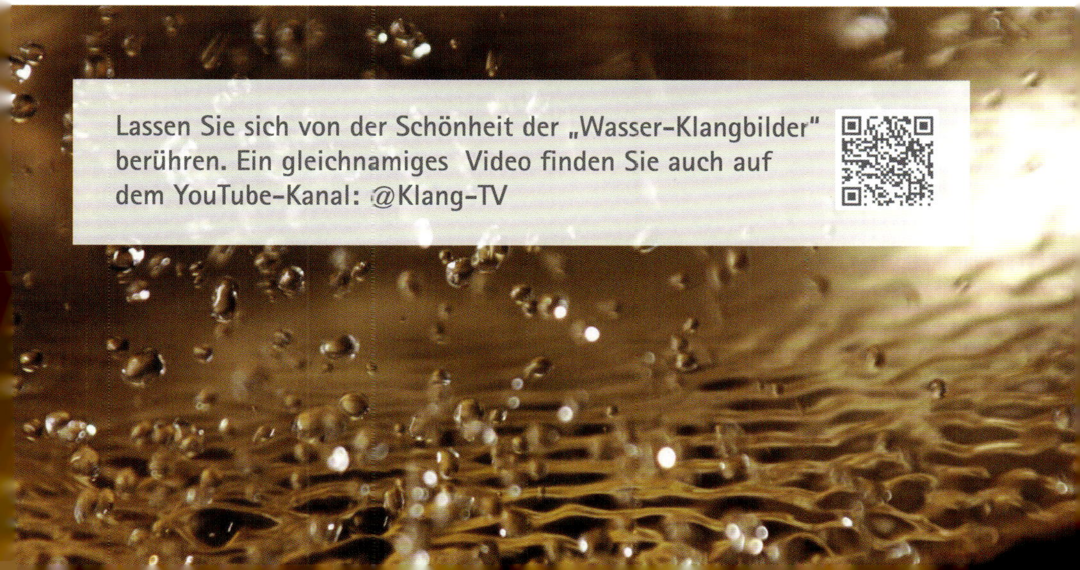

Lassen Sie sich von der Schönheit der „Wasser-Klangbilder" berühren. Ein gleichnamiges Video finden Sie auch auf dem YouTube-Kanal: @Klang-TV

Ein einmaliges Klang-Bild entsteht

Ein bleibendes Klang-Bild zu schaffen, ist schon etwas ganz Besonderes. Hierzu benötigen Sie verschiedene Utensilien, wie Sie sie bei Hess Klangkonzepte (s. S. 146) unter der Bezeichnung „Magic Colour Set" erhalten.

Sie benötigen:

- Eine Klangschale mit einem Durchmesser von etwa 17 cm oder größer
- Einen Filzschlägel mittlerer Größe
- Ein dreiteiliges Marmorierfarben-Set
- Spezialpapier für Marmorierfarben

Übung

- Füllen Sie die Klangschale etwa zur Hälfte mit Wasser.
- Wählen Sie zwei oder drei Ihrer Lieblingsfarben (Marmorierfarbe) aus und geben Sie je zwei bis drei Tropfen in das Wasser.
- Nun schwimmt die Farbe auf der Wasseroberfläche.
- Klingen Sie die Klangschale einige Male an.
- Legen Sie jetzt das Papier ganz vorsichtig auf die Wasseroberfläche.
- Jetzt klingen Sie die Schale erneut noch einige Male behutsam an.
- Nehmen Sie das Blatt vorsichtig aus dem Wasser und legen es zum Trocknen auf ein Tuch (mit der Farbe nach oben) – fertig ist Ihr ganz persönliches Klang-Bild!

Wichtiger Hinweis!
Die Marmorierfarbe hinterlässt i.d.R. Rückstände auf der Klangschale, die nicht mehr entfernt werden können. Daher empfehle ich für diese Übung, die ideal in Kindergruppen gemacht werden kann, eine günstige Klangschale wie z.B. die in Basarqualität (vgl. S. 139).

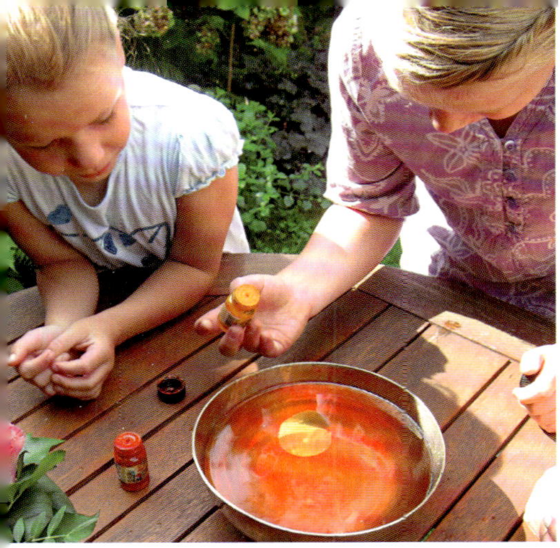
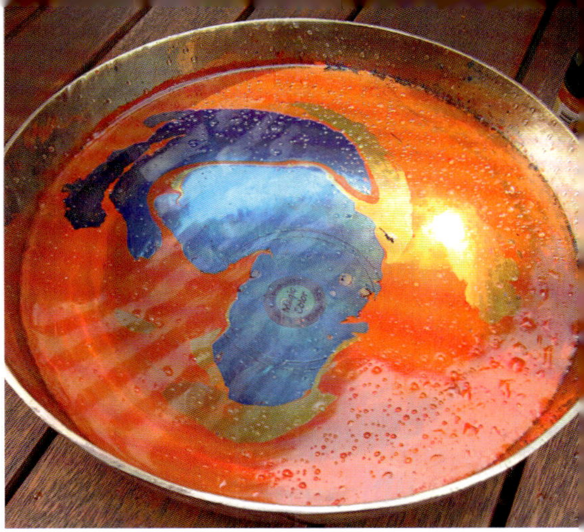
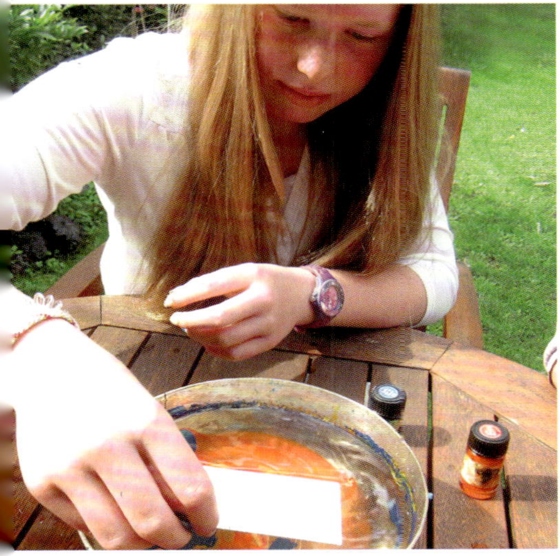
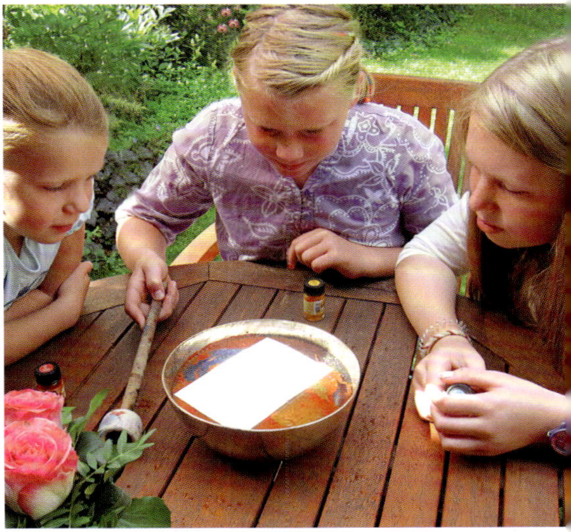
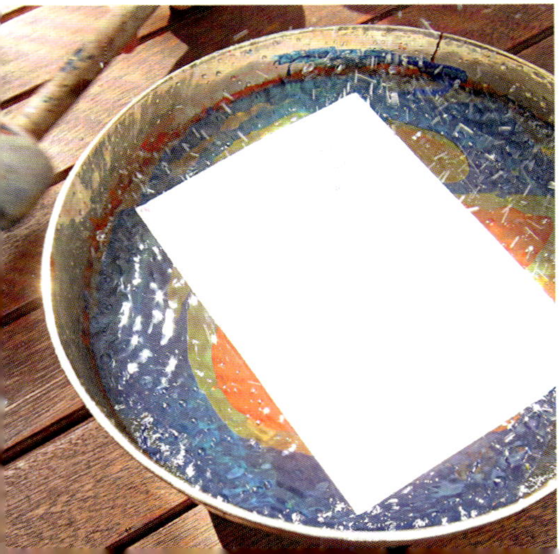
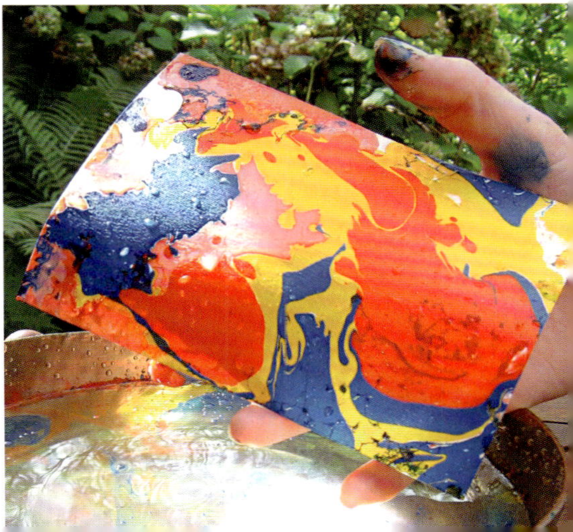

Klang-Springbrunnen

Die Übung Wasser-Klang-Bilder (S. 25) lässt sich erweitern, indem man die Klangschale kräftig reibt oder anschlägt.

Übung

- Positionieren Sie die Klangschale auf einer weichen Unterlage und reiben Sie sie nun mit einem großen Reibeklöppel (alternativ können Sie die Schale auch sehr kräftig anschlagen).
- Reiben Sie erst leicht und langsam, dann kräftiger und schneller.
- Wie verändert sich dabei der Klang?
- Was ist auf der Wasseroberfläche zu beobachten?
- Reiben Sie nun so fest, bis sich erste Wassertropfen von der Wasseroberfläche lösen. Je stärker Sie reiben, desto mehr kommt das Wasser in Bewegung, bis es zu einem regelrechten Klang-Springbrunnen wird.
- Wenn Sie mögen, halten Sie Ihr Gesicht dicht über die Schale und genießen Sie das erfrischende Bad!

Solch ein Klang-Springbrunnen kann auch zu einem erfrischenden Klangbad fürs Gesicht werden oder zu einem belebenden Fußbad.

Diese Übung verdeutlicht, wie stark die Klänge im Körper wirken können, der ja zum Großteil aus Wasser besteht. Heftige Schwingungen widersprechen einer achtsamen und verantwortungsvollen Klangmassage, wie sie am Peter Hess® Institut vermittelt wird. Darum gibt es in unserer Klangarbeit auch das Prinzip „Weniger ist mehr!". Beginnen Sie daher bei den später beschriebenen, gezielten Klangübungen in kleinen Einheiten und mit einem sanften Anklingen der Schale.

Übungsvariation

- Sie können diese Übung nutzten, um die richtige Anschlagstärke für die gezielten Klangübungen zu trainieren.
- Versuchen Sie, die Schale nur so kräftig anzuschlagen, dass sich die Wasseroberfläche leicht bewegt und sich die Schwingungen langsam und sanft ausbreiten.
- Experimentieren Sie damit!

Durch das kräftige Anklingen einer mit Wasser gefüllten Schale entsteht ein richtiger Klang-Springbrunnen.

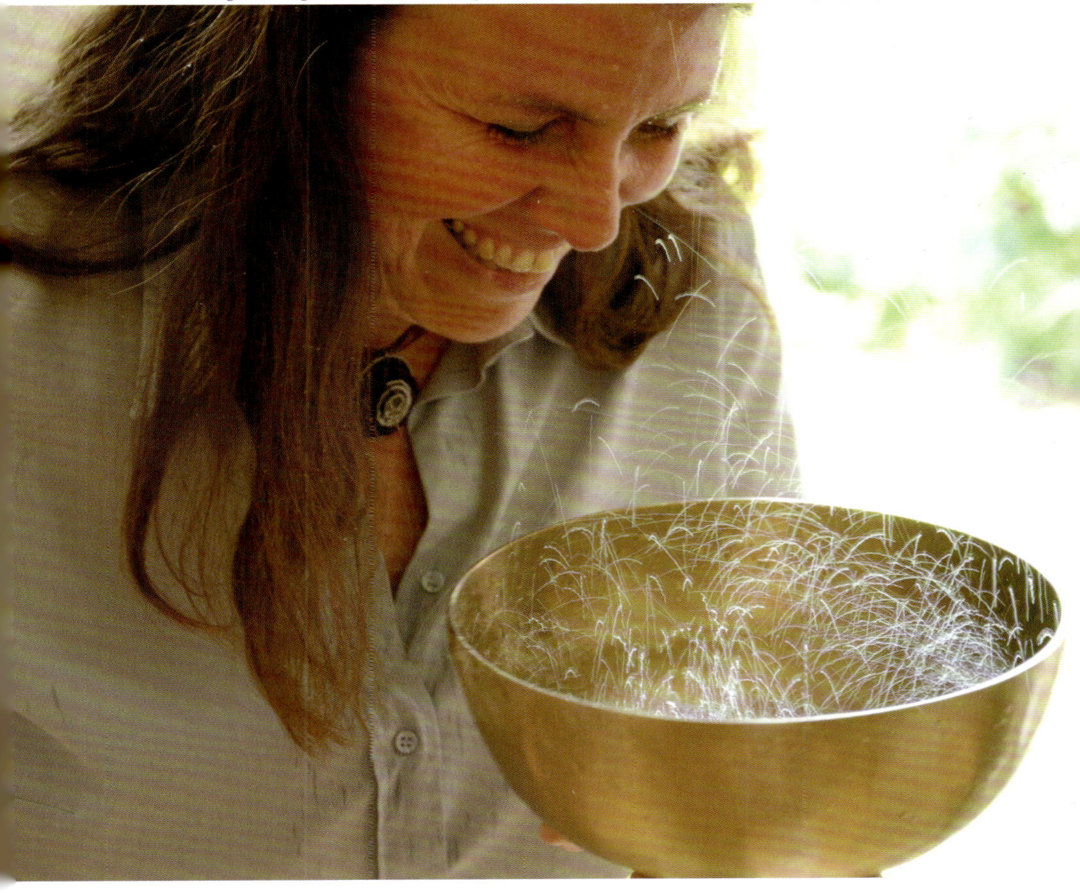

Klangerleben in der Badewanne

Die Klangschale mit in die Badewanne zu nehmen, ist für mich eine besonders angenehme Möglichkeit, die Klänge und das Wasser in Kombination auf mich wirken zu lassen. Zum Anschlagen können Sie einen Filz- oder einen Gummischlägel verwenden. Letzterer ist natürlich für die Arbeit im Wasser besonders gut geeignet. Wenn Sie möchten, können Sie das Wasser zusätzlich noch mit einem Pflegeprodukt oder Duftöl anreichern!

Übung

- Machen Sie es sich in der Badewanne bei einem Vollbad gemütlich (am besten ohne Schaum).
- Lassen Sie die Klangschale vor sich auf der Wasseroberfläche schwimmen.
- Nun klingen Sie die Schale sanft an.
- Beobachten Sie, wie sich das Wasser um die klingende Schale herum zu bewegen beginnt und welche Formen diese Bewegung auf der Wasseroberfläche erzeugt.
- Fühlen Sie, wie sich die Klänge im gesamten Wasser ausbreiten und so Ihren ganzen Körper umhüllen. Vielleicht nehmen Sie dies als sanfte Vibration oder leichtes Kribbeln wahr.
- Lassen Sie sich zwischen den Anschlägen Zeit und erfühlen Sie jede einzelne Klangwelle. Vielleicht mögen Sie dabei auch die Augen schließen, um die Wahrnehmung zu verstärken.
- Genießen Sie!

Bei unserer Klangmassage-Intensivausbildung auf der wunderschönen griechischen Insel Ikaria führen wir immer verschiedene Experimente durch. Dabei sind auch folgende Aufnahmen entstanden, die wir im Salzwasser-Pool gemacht haben. Dieses Bild zeigt eine Person, die auf der Wasseroberfläche schwimmt. In einiger Entfernung wird eine Klangschale im Wasser angeschlagen. Die konzentrischen Kreise, die Sie auf dem Bild um Kopf und vor allen um die Gelenke herum sehen, verdeutlichen, wie der Körper mit den Schwingungen in Resonanz geht und selbst zu schwingen beginnt. Er antwortet sozusagen auf die Klänge. Bei diesem Experiment wird deutlich, dass unterschiedliche Körperpartien auf bestimmte Frequenzen besonders gut reagieren (vgl. S. 43). Wie bereits erwähnt, brauchen die unterschiedlichen Körperbereiche ein passendes Klangangebot, um in Resonanz zu kommen: Der untere Körperbereich spricht besonders gut auf tiefe Klänge an, wohingegen die obere Körperpartie besonders gut mit hohen Klängen korrespondiert. Natürlich wird die Resonanzfähigkeit des Körpers auch wesentlich durch dessen Zustand beeinflusst. Je freier der Körper von Blockaden wie Verspannungen, Narben oder Implantaten ist, desto freier kann er schwingen und in Resonanz gehen. Mit verschiedenen Klangübungen oder regelmäßigen Klangmassagen kann man diese Schwingungsfähigkeit, die letztlich ein Ausdruck von Gesundheit ist, wunderbar unterstützen.

Klangexperimente im Salzwasser-Pool: der Körper geht in Resonanz mit den Klangschwingungen.

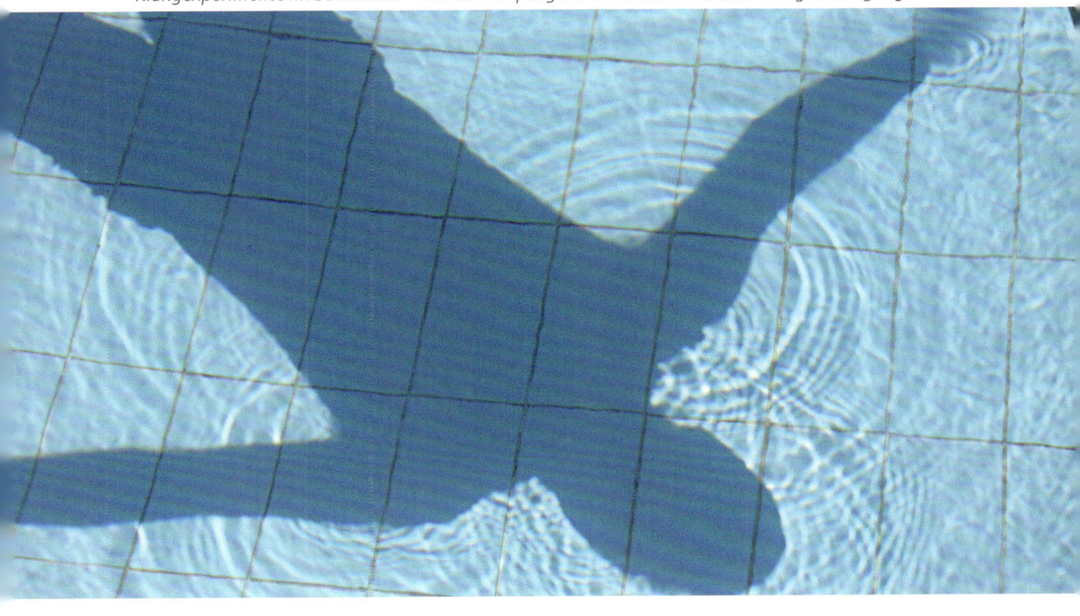

Klangvariationen gestalten

Es gibt verschiedene Möglichkeiten, um Einfluss auf die Klanggestaltung zu nehmen. Ich habe für Sie einige sehr spannende Übungen zusammengestellt, mit denen Sie diese Möglichkeiten ausprobieren können.

Der Wa-Wa-Effekt

Eine beliebte Klangvariation ist der sogenannte „Wa-Wa-Effekt", der auf verschiedene Weisen erzielt werden kann. Er kann zur Gestaltung von Fantasiereisen, bei Meditationen oder Konzerten zum Einsatz kommen.

Übung

Effekt durch Wasser in der Klangschale

- Füllen Sie eine Schale etwa zu 1/3 mit Wasser.
- Nehmen Sie die Schale auf den Handteller und schlagen Sie sie an.
- Nun bewegen Sie die Schale hin und her, sodass das Wasser in der Schale in Bewegung kommt.
- Mit der Wasserbewegung kommt auch der Klang in Bewegung.
- Lauschen Sie dem so entstehenden, sphärisch anmutenden Klang.
- Nehmen Sie sich Zeit und lassen Sie diesen besonderen Sound auf sich wirken.

Wird Wasser in einer Klangschale bewegt, entsteht ein „Wa-Wa-Effekt".

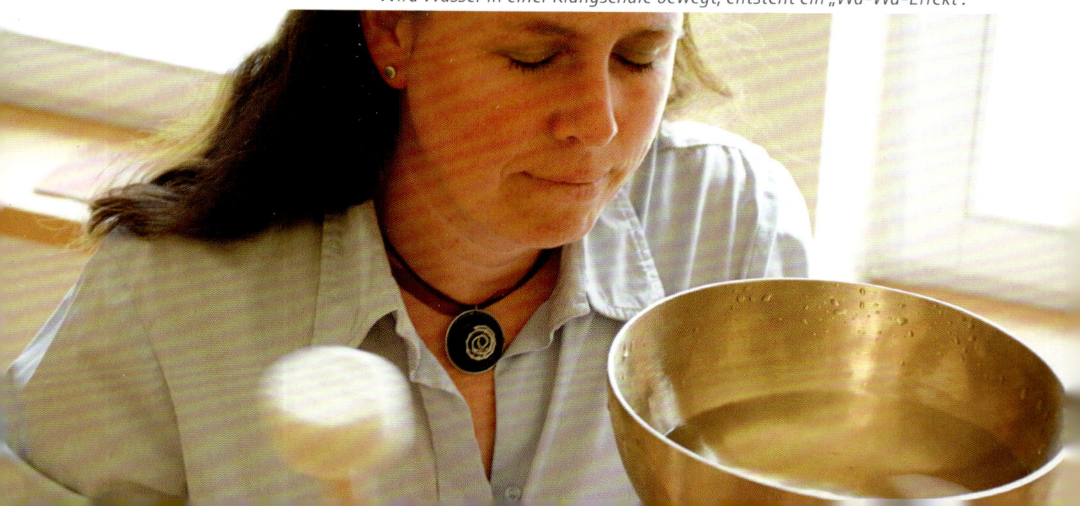

Wenn Sie die Übung mehrmals durchgeführt haben, ist Ihnen vielleicht aufgefallen, dass die Wassermenge Einfluss auf die Klanghöhe hat. Je nachdem, ob die Schale mit weniger oder mehr Wasser gefüllt ist, verändert sich der Klang: Je mehr Wasser in der Schale ist, desto tiefer wird er; je weniger Wasser in der Schale ist, desto höher ist der Klang. Auf diese Weise haben Sie die Möglichkeit, die Schale zu „stimmen".

Übung

Effekt durch „Schöpfen"

- Stellen Sie die Klangschale auf eine Unterlage und schlägeln Sie sie sanft an.
- Formen Sie mit der Hand eine Art Becher und greifen Sie so in die Klangschale, so, als ob Sie etwas aus ihr schöpfen möchten.
- Hören Sie, wie sich der Klang dadurch verändert?
- Probieren Sie aus, was passiert, wenn Sie die Hand weiter in die Schale hineintauchen.
- Was geschieht, wenn Sie die Bewegung schneller oder langsamer ausführen?
- Nehmen Sie sich Zeit zum Ausprobieren und lauschen Sie den Klängen.

Wasser bietet viele Möglichkeiten, um den Klang einer Klangschale zu beeinflussen.

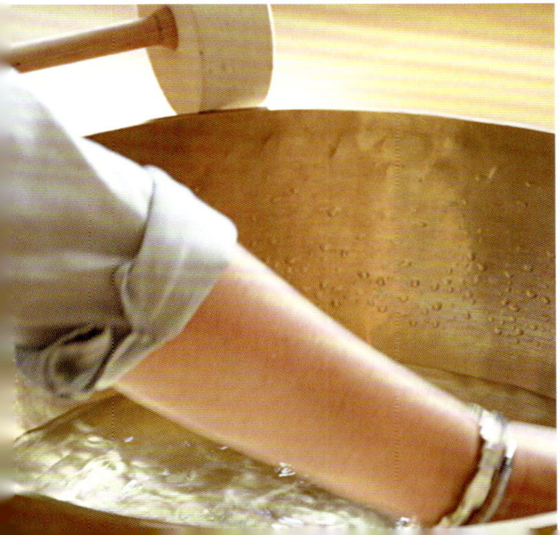

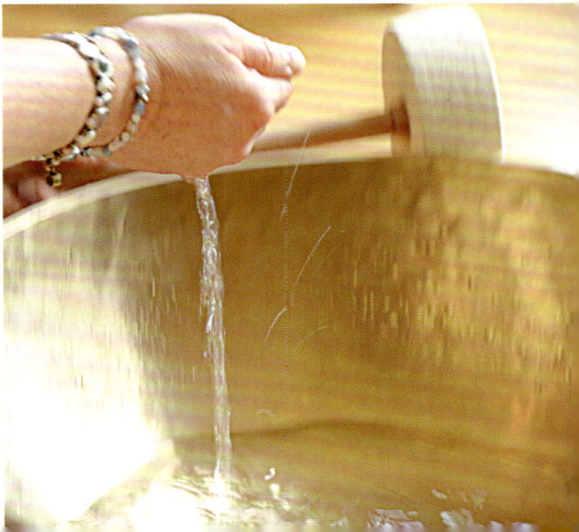

Bei dieser Übung kann man hören, wie verschiedene Handbewegungen unterschiedliche klangliche Veränderungen bewirken. Wenn Sie z.B. die Hand langsam und rhythmisch bewegen, dann wird der Klang zusätzlich von einer Schwebung getragen – er schwillt an und ab, was den gewünschten Wa-Wa-Effekt erzeugt. Je schneller und hektischer Sie in die Schale hineingreifen, desto schneller und hektischer werden auch die zusätzlichen Klangbewegungen.

Variation des Klangentfaltungsraumes

Sie können den Klang auch beeinflussen, indem Sie Einfluss auf die Ausbreitung der Klangschwingung nehmen. Dies kann durch eine Bewegung der klingenden Klangschale geschehen oder dadurch, dass Sie auf den Raum um die Schale herum einwirken.

Übung

Variation durch Bewegung der Klangschale

- Sie nehmen die Klangschale auf den Handteller und schlägeln diese an.
- Dann schwenken Sie die Schale hin und her und lauschen auf die Veränderung.
- Nun führen Sie noch zusätzlich eine Wellenbewegung aus, das heißt, Sie bewegen die Klangschale hin und her und gleichzeitig auf und ab.
- Hören Sie, wie sich der Klang verändert, wie er sich wellenförmig ausbreitet?
- Lassen Sie Ihrer Fantasie freien Lauf und experimentieren Sie!

Wenn Sie eine Klangschale anschlägeln, die frei im Raum steht, kann sich der Klang ungehindert in alle Richtungen ausbreiten. Wird dieser Raum im näheren Umfeld der Klangschale verändert, dann ändert sich auch der Klang. Dies bietet viele kreative Möglichkeiten.

Übung

Variation durch Bewegung der Hand

- Sie stellen die Klangschale auf eine Unterlage und schlägeln sie an.
- Nun bewegen Sie Ihre flache Hand (mit der Handfläche zur Schale hin) langsam auf den Schalenrand zu und bewegen sie dann wieder weg von der Schale.
- Hören Sie, wie die Klänge in Bewegung kommen, wie sie an- und abschwellen?
- Probieren Sie auch aus, wie es ist, wenn Sie die Form Ihrer Hand verändern, z.B. indem Sie die Finger offen oder geschlossen halten.
- Es gibt unzählige Variationsmöglichkeiten, lassen Sie Ihrer Fantasie freien Lauf!

Indem man die Hand in der Nähe des Schalenrandes bewegt, kann man den Klang verändern.

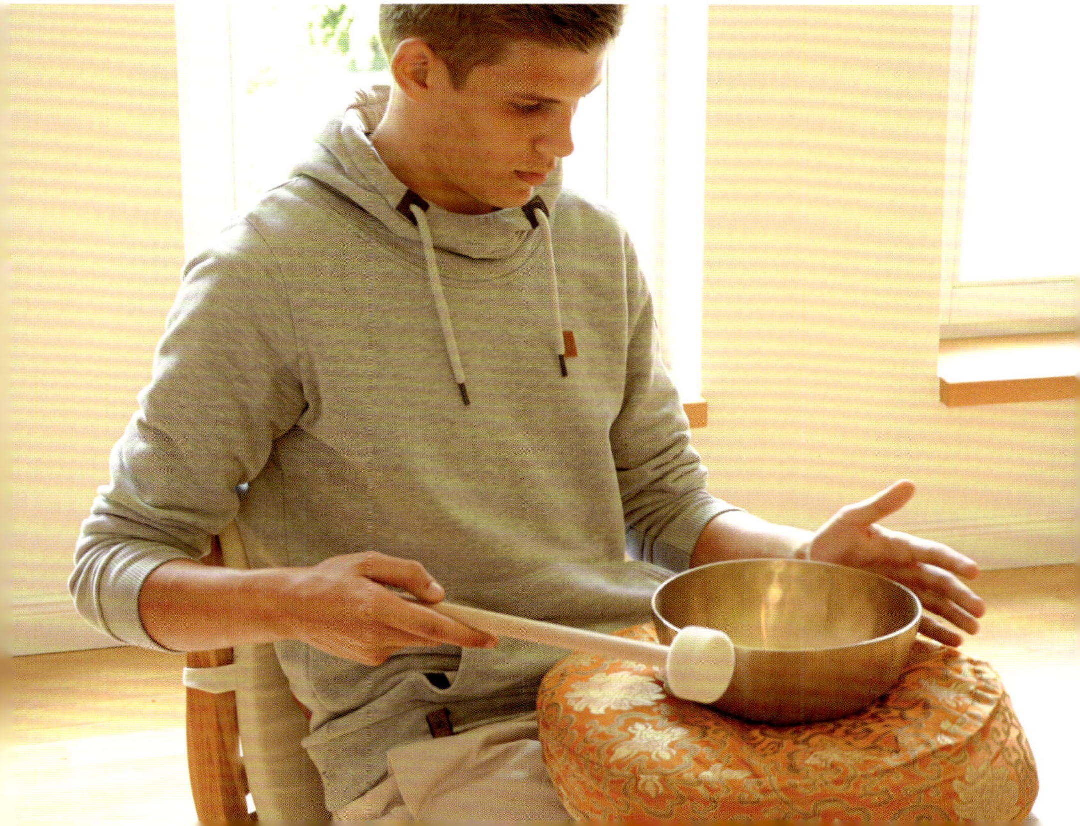

Sie können alternativ auch Ihren Mund nutzen, um die Klänge zu beeinflussen. Ihre Mundhöhle dient dabei als Resonanzraum für den Klang und je nachdem, ob Sie den Mundraum weit machen, wie z.B. bei dem Vokal O (die Zunge liegt auf dem Boden), oder klein machen, wie beim Vokal I (die Zunge ist am Gaumen), verändert sich der Klang. Sie werden bei dieser Art Klangvariation viele überraschende Klangeffekte entdecken!

Übung

Variation durch den Mund als zusätzlichen Resonanzraum

- Stellen Sie die Klangschale auf Ihren flachen Handteller und klingen Sie sie mit einem Filzschlägel sanft an.
- Nun führen Sie die Klangschale vor Ihren Mund, der so geformt ist, als ob Sie ein weites O singen würden.
- Hören Sie schon beim Heranführen eine erste klangliche Veränderung?
- Jetzt halten Sie die noch klingende Schale dicht vor Ihren Mund (aber ohne die Lippen zu berühren) und formen ganz langsam den Übergang vom O zu einem I. Lauschen Sie der Veränderung.
- Experimentieren Sie mit der Geschwindigkeit und dem Rhythmus. Sie werden eine schier unendliche Klangfülle entdecken!

Diese Art der Klangvariation wird auch gerne von Obertonsängern genutzt, die auf ähnliche Weise in die Klangschale hinein singen. Auch das sollten Sie mal probieren!

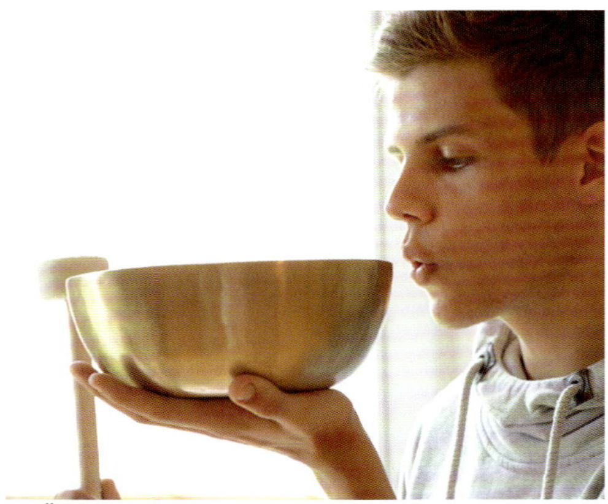

Der Mundraum bildet bei dieser Übung einen zusätzlichen Resonanzraum für die Klänge.

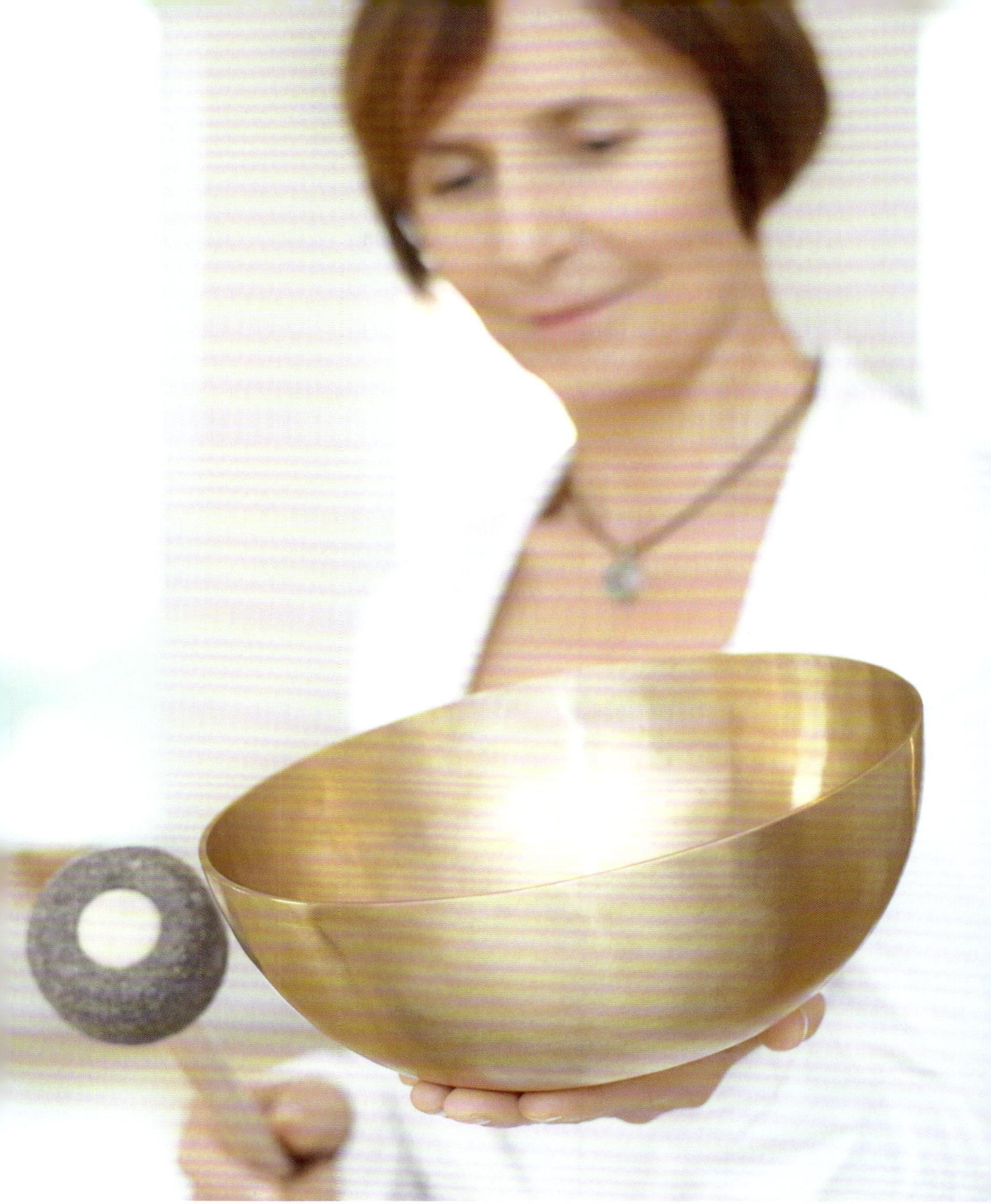

Das gezielte Spielen der Klangschale

Das gezielte Spielen der Klangschale

Im Folgenden Kapitel möchte ich Ihnen zeigen, wie Sie die Klangschale optimal positionieren und gezielt antönen, um möglichst sanfte und harmonische Klänge zu erzeugen, wie sie für die gezielten Klangübungen (S. 61 ff) erwünscht sind.

Positionierung der Klangschale

Eine gute Positionierung der Klangschale gewährleistet eine optimale Klang- und Schwingungsausbreitung. Egal ob die Klangschale auf einer Unterlage, auf der Hand oder auf einer anderen Körperpartie angeklungen wird, Sie sollten immer darauf achten, dass die Schale frei schwingen und sich damit der Klang ungehindert entfalten kann. Und natürlich soll die Klangschale sicher stehen, sodass sie nicht versehentlich wegrutschen oder umfallen kann.

Positionierung auf einer Unterlage

Experimentieren Sie ruhig noch einmal mit verschiedenen Unterlagen. Achten Sie darauf, dass die Unterlage nicht zu weich ist. Ungeeignet sind z.B. Daunenkissen, denn die Klangschale würde darin einsinken und der Klang dadurch gedämpft bzw. „verschluckt" werden. Die Unterlage darf allerdings auch nicht zu hart sein (z.B. Steinboden), da die Schale sonst durch die Schwingungsbewegung „springen" und klirren würde.

Ich empfehle Ihnen folgende Unterlagen:

- Spezielle Klangschalen-Kissen
- Gummiringe (z.B. vom Baumarkt)
- Lochgummiunterlagen
- Filzunterlagen
- Kissen mit Dinkelspelzfüllung

Im Laufe der Jahre haben wir für unsere Klangarbeit verschiedene Unterlagen entwickelt. Hierzu zählen auch Klangschalenkissen, die aus vielen handgeformten Filzkugeln bestehen, welche in aufwändiger Handarbeit zu einem Kreis zusammengenäht werden. Diese „Filzuntersetzer" werden in einem Fair-Trade-Frauen-Projekt in Nepal gefertigt und haben den Vorteil, dass sie eine punktförmige Auflagefläche bieten, sodass die Klangschalen nicht einsinken. Dadurch kann sich der Klang optimal entfalten.

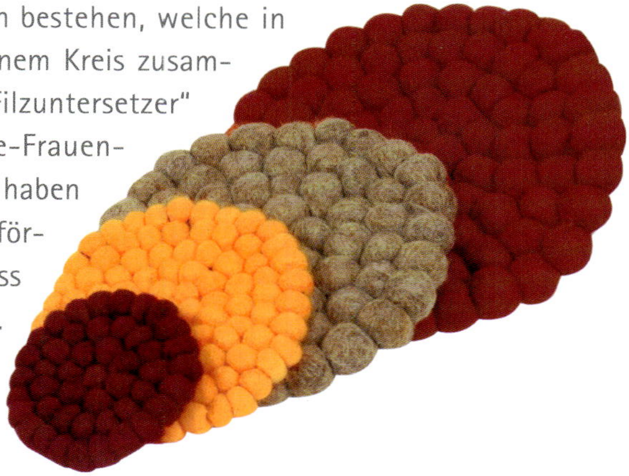

Positionierung auf der Hand

Bei einigen der späteren Klangübungen werden Sie angeleitet, die Klangschale auf Ihre Hand zu stellen. Sie können die Klangschale entweder mit dem flachen Handteller oder auf den Fingerkuppen halten. Manchmal sieht man auch, dass die Klangschale auf der „stehenden" Faust gehalten wird, wobei Zeigefinger und Daumen eine Art Ring formen – dabei kann die Klangschale aber leicht herunterfallen, weshalb ich diese Variante nicht empfehle.

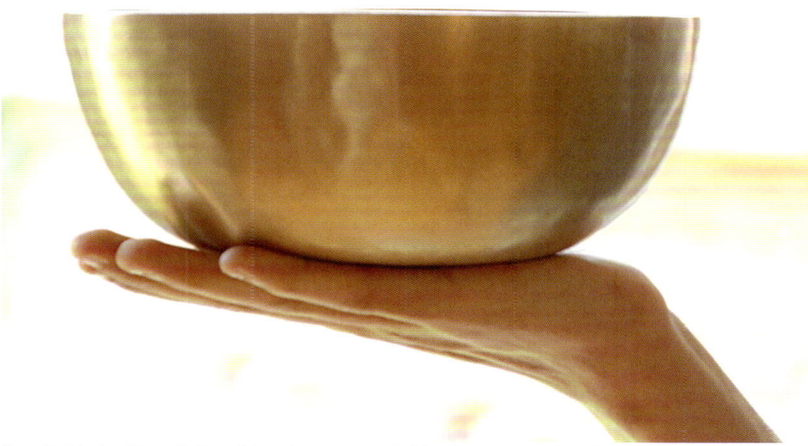

Damit sich der Klang frei entfalten kann, muss die Hand gut gestreckt sein.

Die Positionierung der Klangschale auf dem flachen Handteller ermöglicht gleichzeitig eine wohltuende Massage der Handreflexzonen (vgl. Klangübung S. 64). Falls Sie die Klangschale etwas stärker anschlägeln wollen, dann stellen Sie den Handteller leicht schräg und sichern Sie die Schale zusätzlich mit dem Daumen, damit sie nicht herunterfällt. Achten Sie aber darauf, dass der Daumen nur den unteren Schalenrand berührt, damit er den Klang nicht abstoppt.

Für kleine Klangschalen wie ZEN- oder ASSAM-Klangschalen (vgl. S. 141), die gerne für Meditationen verwendet werden, ist die Positionierung auf dem Handteller weniger geeignet, da die Hand eine zu große Auflagefläche darstellt und den Klang dämpft. Bei diesen Schalen empfehle ich die Positionierung auf den Fingerkuppen. Aber auch größere Klangschalen können in dieser Position ihre Klänge besonders frei entfalten (vgl. Klangübung S. 72). Für die optimale Schwingungsausbreitung ist es wichtig, dass die Fingerkuppen nur den unteren Schalenrand berühren. Je weiter Sie mit den Fingern zum Rand kommen, desto mehr wird der Klang abgebremst.

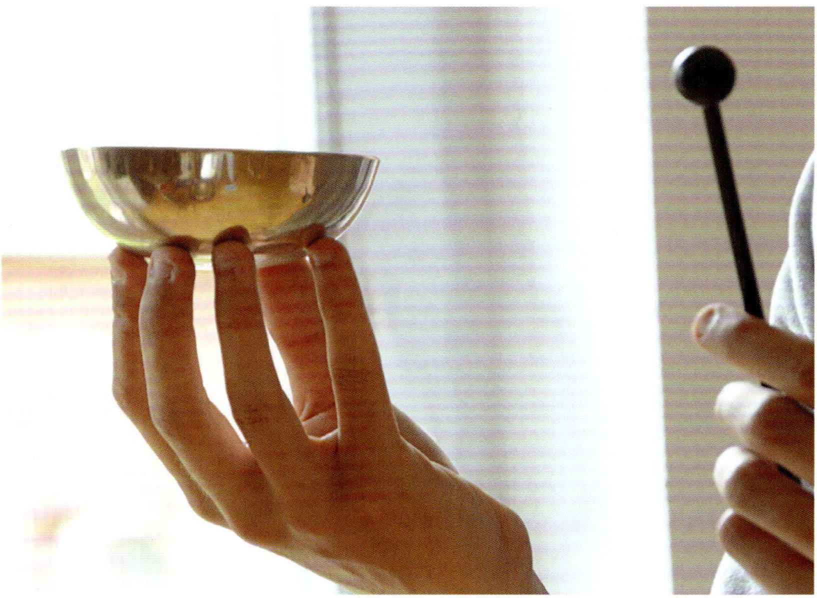

Sehr kleine Schalen können ihren Klang am besten entfalten, wenn sie nur auf den Fingerkuppen gehalten werden.

Positionierung auf dem Körper

Bei einigen Klangübungen wird die Klangschale auch direkt auf dem Körper positioniert, zum Beispiel auf dem Unterleib oder dem Rücken. Achten Sie immer darauf, dass die Klangschale sicher steht und so angespielt wird, dass der Klang und seine Schwingung ein Wohlgefühl hervorrufen!

Lagerungshilfen

Es kann sinnvoll sein, Lagerungshilfen hinzuzunehmen, sodass eine optimale Aufstellfläche konstruiert werden kann. Solche Lagerungshilfen können ganz normale Kissen oder Decken sein. Sehr gut eignen sich auch Stillkissen, mit Dinkelspelz gefüllte Kissen oder Wärmekissen. Im nachfolgenden Bild sehen Sie einen Baumwolluntersetzer als Lagerungshilfe. Es gibt diesen Untersetzer in verschiedenen Größen. Neben dem bereits erwähnten „Filzkissen", ermöglicht auch das sogenannte „Klangschalen-Hörnchen" eine ideale und einfache Stabilisierung der Schale. Diese handgefertigten Kissen in Hörnchen-Form sind

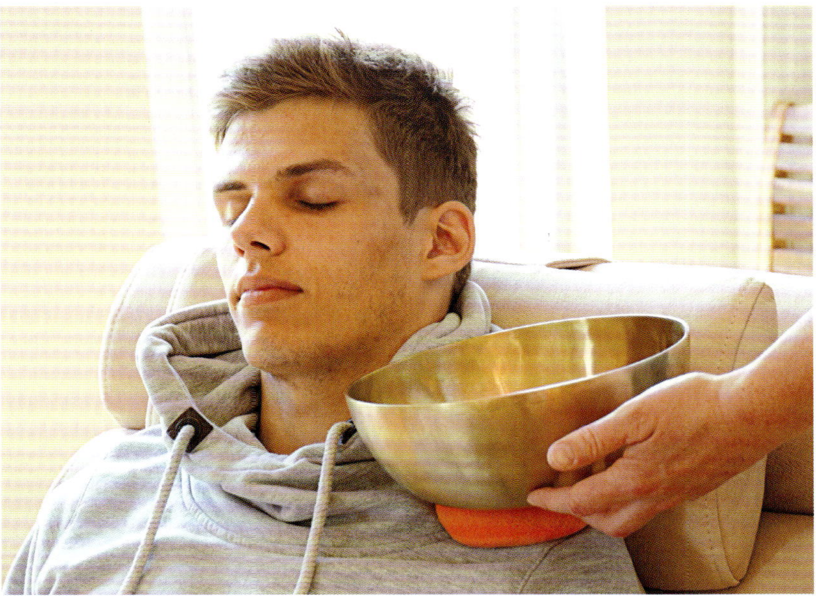

Lagerungshilfen unterstützen eine optimale Positionierung der Klangschale.

sehr leicht, sodass sie kaum wahrgenommen werden. Es gibt auch Kissen und Rollen, die mit Polypropylenperlen gefüllt sind, sodass eine optimale Anpassung an die jeweilige Körperform möglich ist. Zudem ist dieses Material besonders schwingungsfähig, sodass die Vibrationen der Klangschale besonders gut weitergeleitet werden. Für Menschen, die zum Beispiel aufgrund einer Spastik die Klangschale nicht direkt auf dem Körper aufstellen wollen, kann das eine ideale Hilfe sein. Eine gute Auswahl an Lagerungsmaterialen finden Sie im Webshop von Hess Klangkonzepte (s. S. 146)

Haltehilfen

Für die optimale Klangentfaltung müsste man die Klangschale genau in der Mitte ihres Bodens halten. Dies wäre aber eine zu instabile Haltung, bei der die Klangschale schnell herunterfallen würde. Daher haben wir für unsere Klangarbeit verschiedene Saugscheiben mit Griff entwickelt, die dies ermöglichen. Sie kommen i.d.R. nur in der professionellen Klangarbeit zum Einsatz, können aber für einige der später beschriebenen Klangübungen (z.B. Klangentspannung für die Kniegelenke, S. 83) sehr hilfreich sein.

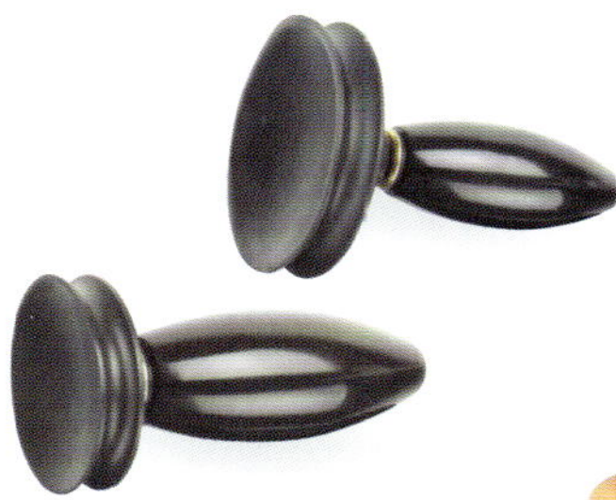

Saugscheiben mit Griff

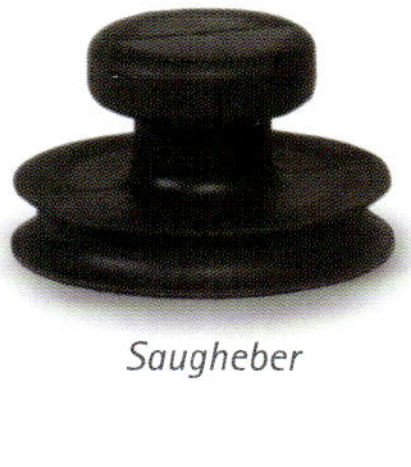

Saugheber

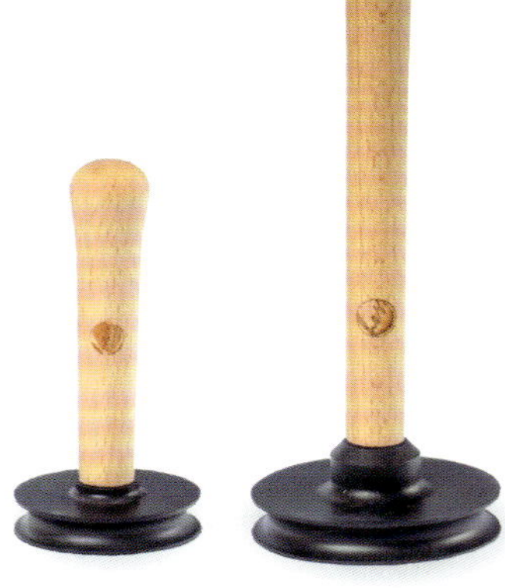

helper Serie

Wahl des Schlägels

Beim ersten Antönen der Klangschale haben Sie schon erfahren, dass die Art und der Härtegrad des Schlägels den Klang einer Klangschale zentral beeinflussen.

Jeder Ton einer Klangschale weist ein spezifisches Frequenzbild auf. Der beim Anschlägeln dominierende Frequenzbereich wiederum entscheidet darüber, welche Körperpartie mit den Klängen besonders gut angesprochen wird.

Die Wirkung von Frequenzen durch die eigene Stimme erfahren

Mit Hilfe der nachfolgenden Übungen können Sie selbst erfahren, welche Frequenzen in den unterschiedlichen Körperbereichen wirken bzw. welche Körperpartien mit welchen Frequenzen besonders gut in Resonanz gehen. Für diese Übung benötigen Sie keine Klangschale, sondern nur Ihre eigene Stimme.

Übung

- Machen Sie es sich im Sitzen bequem und achten Sie darauf, dass Ihr Atem frei fließen kann.
- Hilfreich kann es sein, bei der Übung die Augen zu schließen, um besser spüren zu können.
- Als erstes richten Sie Ihre Aufmerksamkeit auf Ihren Atem, ohne ihn zu verändern – spüren Sie einfach, wie er kommt und geht.
- Im nächsten Schritt richten Sie Ihre Aufmerksamkeit auf Ihren Unterleib. Nun versuchen Sie einen Ton zu singen (z.B. auf Ahhh) oder zu summen (z.B. auf Mhhh), den Sie in diesem Bereich spüren können. Wahrscheinlich ist es eher ein tiefer Ton, der mit dieser Körperpartie in Resonanz geht. Spüren Sie genau hin. Am Anfang ist es vielleicht etwas ungewohnt, durch einen Klang bewusst eine Schwingung im eigenen Körper zu erzeugen bzw. diese zu spüren.

- Wenn Sie das Gefühl haben, dass Sie den passenden Ton gefunden haben, singen oder summen Sie ihn eine Zeit lang und genießen die feinen Vibrationen in Ihrem Körper.
- Sie können die Vibration im entsprechenden Körperbereich wahrnehmen, indem Sie Ihre Hand vor den jeweiligen Bereich halten, bis Sie die Schwingung auch deutlich im Handteller spüren.
- Als nächstes gehen Sie mit Ihrer Aufmerksamkeit zu Ihrem Bauch, etwas oberhalb des Nabels („Solarplexus").
- Verändern Sie die Tonhöhe so lange, bis Sie merken, dass dieser Körperbereich mit dem Ton in Resonanz geht. Das können Sie wieder an der feinen Schwingung bemerken, die Sie sozusagen von innen massiert.
- Nehmen Sie sich wieder etwas Zeit und genießen Sie diese besondere Körperstimulation.
- Anschließend richten Sie Ihre Aufmerksamkeit auf Ihren Herzbereich und versuchen auch hier, den passenden Ton zu singen bzw. zu summen.
- Variieren Sie mit der Tonhöhe ganz spielerisch, bis Sie das Gefühl haben, den richtigen Ton gefunden zu haben. Lassen Sie diesen dann für einige Zeit wirken.
- Als letztes richten Sie Ihre Aufmerksamkeit auf die Mitte Ihrer Stirn („Drittes Auge") und versuchen auch für diesen Bereich, die geeignete Frequenz zu singen oder zu summen. Im Kopfbereich nimmt man die Resonanz meist besonders deutlich wahr. Dies liegt unter anderem daran, dass die Stirn- und Nasennebenhöhlen einen besonders guten Resonanzraum bilden.
- Wenn Sie möchten, können Sie zum Abschluss noch einmal einen Ton singen oder summen, der Ihren gesamten Körper angenehm zum Schwingen bringt.
- Nehmen Sie sich anschließend noch einige Minuten Zeit, um in Stille nachzuspüren und die Erfahrung zu reflektieren.

Die meisten Menschen machen bei dieser Übung folgende Erfahrung:

- Tiefe Klänge gehen mit dem unteren Körperbereich in Resonanz.
- Höhere und hohe Töne gehen eher mit den oberen Körperpartien in Resonanz.

Wenn Sie also mit einer Klangschale einen bestimmten Körperbereich ansprechen wollen, benötigen Sie dazu auch ein spezifisches Klangangebot.

Unterschiedliche Schlägel für ein Frequenzspektrum

In der Klangmassage werden entsprechend unterschiedliche Klangschalentypen (vgl. S. 142) eingesetzt, deren jeweiliges Frequenzspektrum die verschiedenen Körperpartien besonders gut anspricht. Alternativ können Sie aber auch mit verschiedenen Schlägeln die Klanghöhe beeinflussen – jedenfalls bis zu einem gewissen Maße. Ich empfehle Ihnen hierzu drei verschieden große und harte Filzschlägel, mit denen sich vor allem bei der „Universalschale" unterschiedliche Klanghöhen erzeugen lassen:

- Ein großer, weicher Filzschlägel, mit dem besonders tiefe Töne erzeugt werden können, die vor allem den Unterleib gut ansprechen.
- Ein mittlerer, etwas härterer Filzschlägel, mit dem Frequenzen im mittleren Bereich erzeugt werden, die vor allem im Bauchbereich (Solarplexus) zu spüren sind.
- Ein kleiner, harter Filzschlägel, der der Schale eher hohe Klänge entlockt, die überwiegend den Herzbereich ansprechen. Der kleine, harte Filzschlägel eignet sich auch gut für Klänge, die im Kopfbereich wahrgenommen werden können.

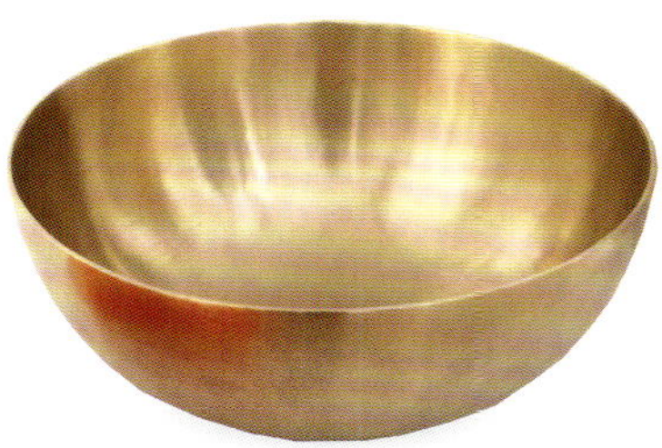

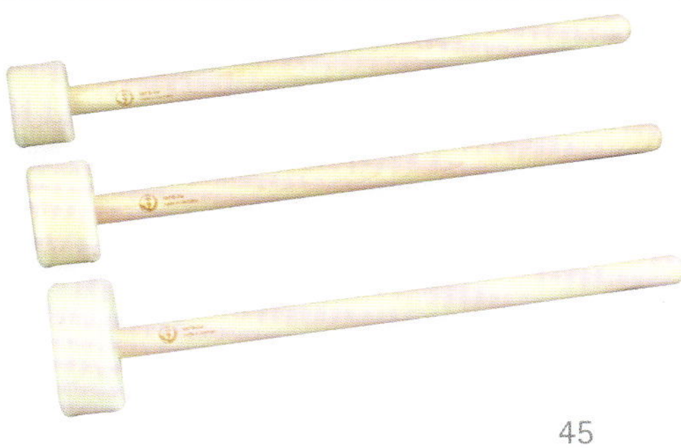

Übung

- Stellen Sie eine Universalschale (oder die Schale, die Sie zur Verfügung haben) auf ein Kissen vor sich und schlägeln Sie diese achtsam mit unterschiedlichen Schlägeln an.
- Nehmen Sie sich pro Schlägel einige Anschläge Zeit und spüren genau hin, mit welchem Körperbereich die jeweilige Schwingung in Resonanz geht.
- Wenn Sie nun einem bestimmten Körperbereich etwas Gutes tun wollen, dann wählen Sie den Schlägel so, dass die passenden Frequenzen erzeugt werden können.

Übungsvariation

Erproben Sie nun verschiedene Schlägel, während Sie die Universalschale auf unterschiedlichen Körperpartien platzieren:

- Machen Sie es sich im Liegen bequem und positionieren die Klangschale
  - auf dem Unterleib
  - auf dem Solarplexus (etwa in Höhe des Bauchnabels)
  - auf dem Brustbereich
- Klingen Sie die Schale jeweils mit verschiedenen Schlägeln an und spüren Sie die unterschiedliche Wirkung – Sie werden erstaunt sein!

Sie können das Frequenzangebot noch erweitern, indem Sie die Klangschale mit der Kante des Filzkopfes anschlägeln.

Einschlägige Musikgeschäfte bieten eine große Vielfalt an Schlägel an, mit der Sie Ihre Möglichkeiten beliebig erweitern können. Mit etwas Fantasie und Geschick können Sie natürlich auch selbst verschiedene Schlägel basteln.

Anschlagtechnik

Sie haben die Klangschalen bereits auf verschiedene Weise angetönt. Dabei ist Ihnen vielleicht aufgefallen, dass sich der Klang besonders gut entfaltet, wenn Sie die Schale sanft am oberen Rand und von außen anschlägeln. Wahrscheinlich haben Sie mit verschiedenen Techniken experimentiert. Für unsere Klangarbeit hat sich dabei das „Anschlägeln" bewährt. Das „Anschlägeln" ist ein Wort, das so nicht in unserem Sprachgebrauch existiert. Ich habe diesen Begriff kreiert, um die Methode des besonders sanften Anschlagens deutlich zu machen. Die beiden nachfolgenden Übungsanleitungen werden Ihnen den Unterschied verdeutlichen.

Das Anschlagen

Übung

- Stellen Sie die Klangschale auf Ihren flachen Handteller, sodass sie sicher steht.
- Dann schlagen Sie diese mit dem Schlägel am oberen Rand an. Die Bewegung ist so, als würden Sie mit leichten Hammerschlägen einen Nagel in die Wand schlagen. Das Handgelenk ist dabei relativ steif. Das Anschlagen erfolgt aus dem Unterarm.
- Spüren Sie, wie die Klangschale beim Anschlagen auf Ihrer Handfläche wackelt?
- Nehmen Sie wahr, wie sich der Klang entwickelt – wie er anschwillt und wieder ausklingt?

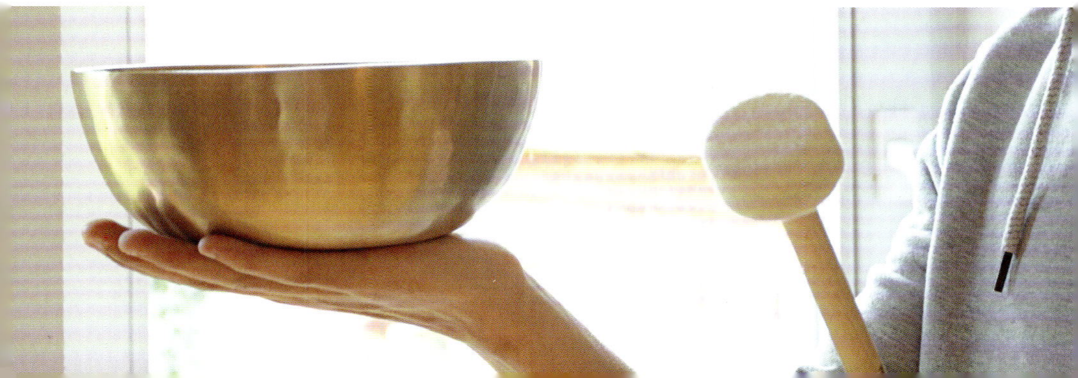

Bei dieser Art des Anschlagens fühlen Sie wahrscheinlich einen Ruck, wenn der Schlägel auf die Schale trifft. Es ist dabei i.d.R. eine heftige Klangspitze zu spüren, die schnell wieder abschwillt, zur normalen Klangintensität kommt und anschließend natürlich ausschwingt. Der auf diese Weise erzeugte Klang scheint unnatürlich und wird von den meisten Menschen fast schon als unangenehm wahrgenommen.

Dieses unangenehme Gefühl, das beim zu harten Anschlagen entstehen kann, kann vermieden werden, indem Sie die Klangschale auf eine besondere Art sehr sanft anschlagen, eben „anschlägeln".

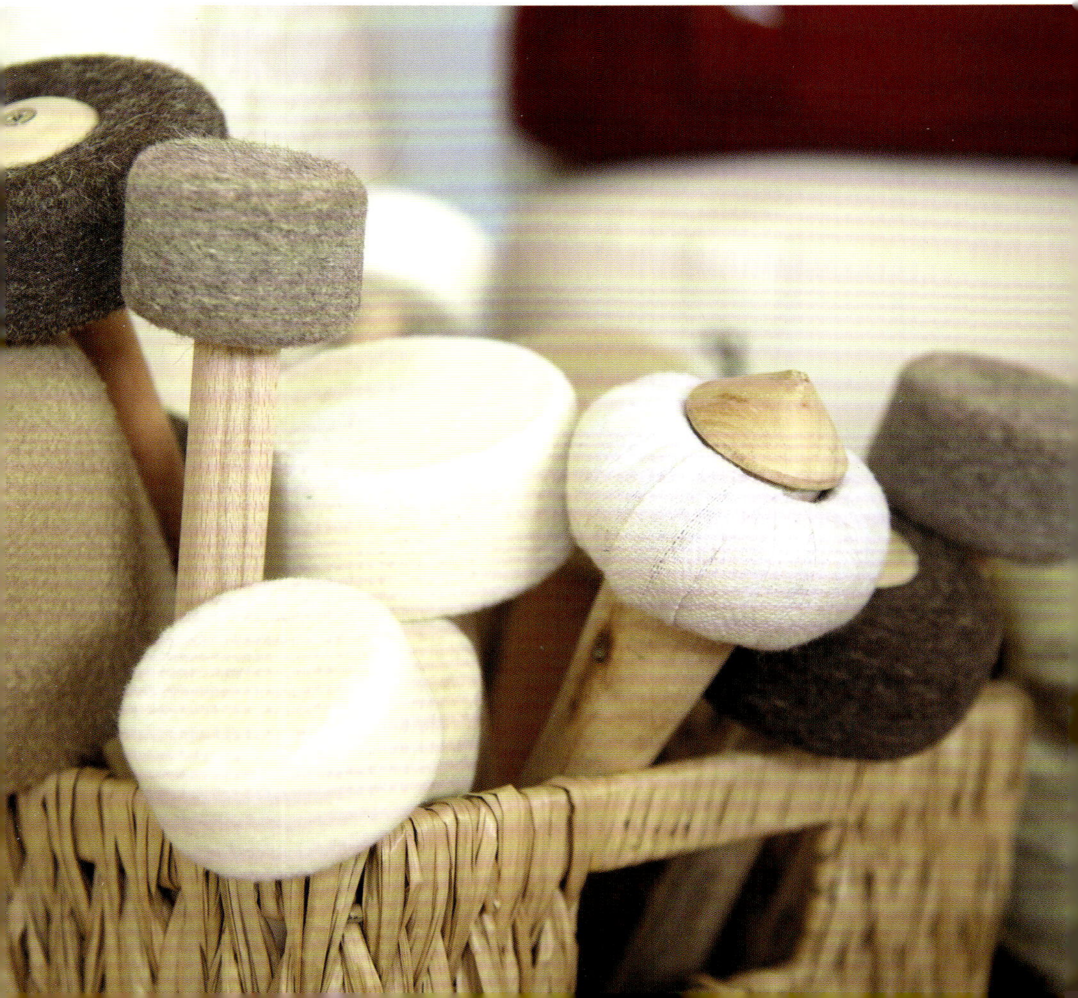

Das Anschlägeln

Es gibt zwei wesentliche Unterschiede zwischen dem Anschlagen und dem Anschlägeln:

- Beim Anschlagen wird der Schlägel eher mit der ganzen Hand gehalten, beim Anschlägeln hingegen nur mit einigen Fingern.
- Die Anschlagbewegung kommt beim Anschlagen eher aus dem Unterarm, beim Anschlägeln hingegen aus dem Handgelenk.

Beim Anschlägeln führen Sie eine pendelartige Handbewegung aus. Die nachfolgend beschriebene Haltung ist dabei lediglich ein Vorschlag. Probieren Sie aus und entscheiden Sie selbst, welche Handhaltung Ihnen am besten liegt.

Übung

Schlägelhaltung mit drei Fingern:

- Nehmen Sie einen mittleren Filzschlägel locker zwischen Daumen, Zeige- und Mittelfinger und bringen Sie den Schlägel zunächst in eine leichte Pendelbewegung. Lassen Sie diese nach und nach stärker werden.
- Nun führen Sie die Pendelbewegung in der Nähe des Klangschalenrandes aus, sodass der Schlägel bei einer mittelstarken Bewegung am Ende des Pendelanschlages den Klangschalenrand zunächst sanft, dann etwas stärker berührt.
- Der Schlägel federt leicht vom Rand zurück und schwingt ein Stück in die Gegenrichtung.
- Experimentieren Sie mit verschieden starken Pendelbewegungen – lauschen Sie den Klängen, den leisen und auch den etwas lauteren.
- Entscheiden Sie selbst, welche Klangintensität für Sie angenehm ist.

Übung

Anschlägeln aus dem Handgelenk:

- Wenn Sie für sich die richtige Klangintensität gefunden haben, stellen Sie die Klangschale sicher auf eine weiche Unterlage.
- Jetzt nehmen Sie den Schlägel so in die Hand, dass das Anschlägeln locker aus dem Handgelenk erfolgen kann.
- Mit dem Schlägel führen Sie nun eine ruhige, pendelartige Bewegung aus, so wie Sie das vorher ausprobiert haben.
- Sie beginnen mit dem Anschlägeln ca. 10 cm vom Klangschalenrand entfernt.
- Der Schlägel federt vom Rand ein Stück zurück. Von da aus bringen Sie ihn wieder in die Ausgangsposition.
- Erst wenn die Schale ausgeklungen ist, schlägeln Sie sie erneut an.

Der Schlägel sollte beim Anschlägeln möglichst ruhig gehalten werden, da eine stärkere Bewegung auch den Klang verändert, ihn bewegter oder unruhiger macht. Wenn Sie dieses sanfte, pendelartige Anschlägeln geübt haben, haben Sie die richtige Anschlagtechnik für die Klangübungen erlernt.

Das sanften Anschlägeln erfolgt durch eine pendelartige Bewegung aus dem Handgelenk.

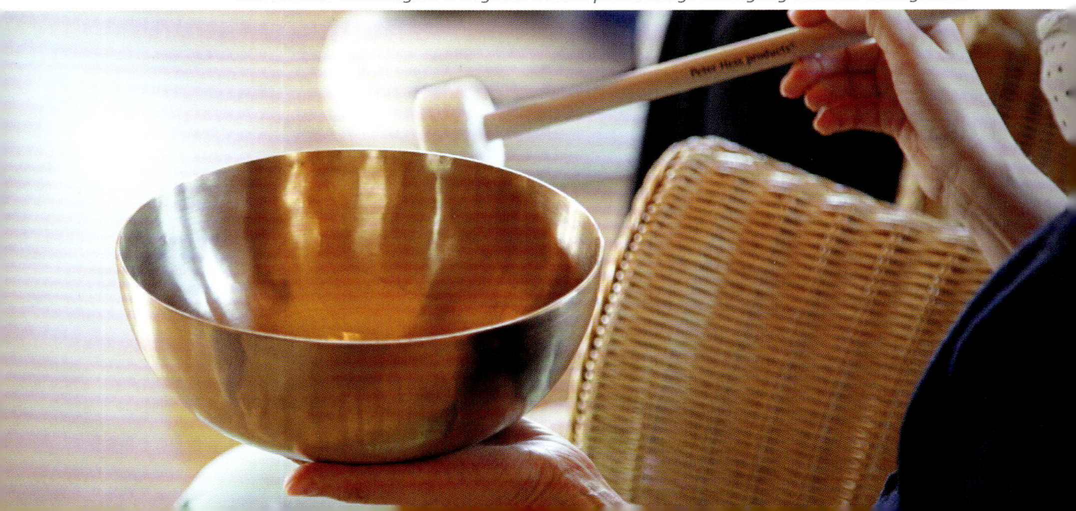

Anschlagstärke und -häufigkeit

Die richtige Anschlagstärke und -häufigkeit hängen vom jeweiligen Empfinden und den Vorlieben des Klang-Empfangenden ab. Grundsätzlich sollten Sie jedoch folgende Punkte beachten:

- Schlägeln Sie die Klangschale sanft und in einem langsamen, ruhigen Rhythmus an. Wenn Sie mit den Klangübungen beginnen, kann es völlig ausreichend sein, eine Klangschale etwa fünfmal anzutönen – hier ist weniger mehr! Wie bereits an anderer Stelle erwähnt, tendiert man gerade zu Beginn dazu, die Klangschalen zu heftig und zu häufig anzuschlagen, um die Klänge auch deutlich zu spüren. Aus meinen Seminaren weiß ich, dass daraus negative Klangmassage-Erfahrungen resultieren können, vor allem dann, wenn der Kunde keine Rückmeldung gibt, dass er die so erhaltenen Klänge als unangenehm empfindet.

- Ein Anschlagrhythmus im Abstand von 3-5 Sekunden wirkt beruhigend. Ein langsamer Rhythmus im Abstand von 8-10 Sekunden lädt zur tieferen Entspannung ein.

- Seien Sie achtsam, wenn Sie eine Klangschale anschlägeln. Seien Sie mit Ihrer Aufmerksamkeit ganz bei sich und den Klängen.
  Wenn Sie eine Partnerübung machen, beobachten Sie die Reaktionen Ihres Gegenübers und ermutigen Sie die Person, Ihnen eine ehrliche Rückmeldung zu geben. Gleichzeitig seien Sie aber auch aufmerksam für Ihr eigenes Empfinden, denn die Klänge erreichen immer beide Beteiligten.

- Je häufiger Sie die Klangübungen machen, desto sensibler werden Sie für die Klänge. Die meisten Menschen, die regelmäßig Klangübungen praktizieren oder Klangmassagen bekommen, bevorzugen zunehmend sanftere Klänge und eine langsame Anschlagfolge. Passen Sie Ihr Spiel entsprechend an.

*Die wichtigsten Momente
des Tages sind die,
in denen wir ganz
bei uns sind.*

Peter Hess

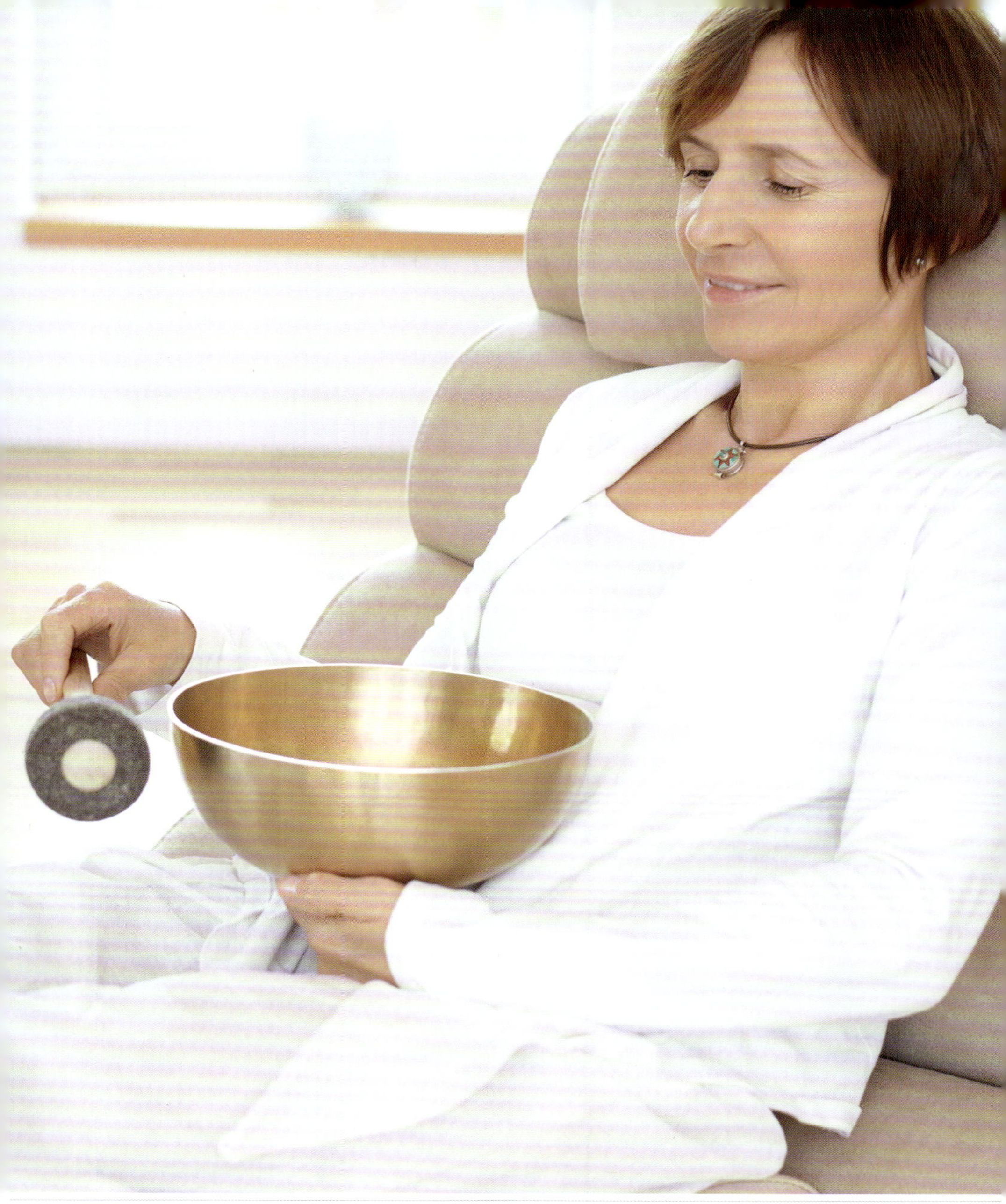

Wertvolle Klangübungen für jeden Tag

Wertvolle Klangübungen für jeden Tag

Der Klang der Klangschale berührt unser Innerstes.
Er bringt die Seele zum Schwingen.
Er löst Spannungen, mobilisiert die Selbstheilungskräfte
und setzt schöpferische Energien frei.

Einführung

In diesem Kapitel möchte ich Ihnen konkrete Klangübungen für jeden Tag vorstellen. Die einzelnen Übungen dauern meist nur wenige Minuten und lassen sich ideal in den Alltag integrieren. Egal ob zu Hause oder im Büro, die Klangschalen können uns helfen, kleine „Auszeiten" zu gestalten und diese Pausen zu nutzen, um wieder in unsere Mitte zu kommen. Je öfter Sie die Klänge genießen, desto schneller wird ihre entspannende und ausgleichende Wirkung einsetzen. So können Sie gezielt Stress entgegenwirken und Ihre Gesundheit stärken.

Beim Üben werden Sie wahrscheinlich feststellen, dass Sie ein und dieselbe Übung an unterschiedlichen Tagen auch unterschiedlich empfinden. Dabei spielen viele Faktoren eine Rolle, angefangen von der Qualität des Schlafes, über die Tagesform bis hin zu den anstehenden Aktivitäten. Dies verdeutlicht die Einmaligkeit und Individualität jeder Klangerfahrung – etwas, das sehr wichtig ist, vor allem, wenn man die Klänge auch anderen Menschen anbieten möchte!

Dass die täglichen Klangübungen viele positive Auswirkungen haben, belegen Untersuchungen von Prof. Hella Erler und Prof. Luis Erler zur „Klang-Pause". Unter dem Begriff fassen die Forscher kleine Übungen von 2-5 Minuten Dauer zusammen, die täglich und systematisch eingesetzt werden. Bei ihrer ersten Untersuchung waren die Forscher vor allem an der Wirkung der Klänge auf Kinder und Jugendliche interessiert. Anschließend stand das Gesundheitsmanagement von Erzieherinnen im Mittelpunkt einer Untersuchung. Und schließlich erfasste das

Regensburger Ehepaar noch die Auswirkungen auf erwachsene Klang-interessierte ohne Vorerfahrung und auf „Klang-Profis". Alle Untersuchungen, die jeweils über vier Wochen durchgeführt wurden, kamen zu einem ähnlichen Ergebnis: Die regelmäßige Klang-Pause hat positive Auswirkungen auf Entspannung, Konzentration, Ausdauer, Motivation und Kreativität. Und die Ideen, die aus der Kreativität entstehen, werden häufig auch umgesetzt!

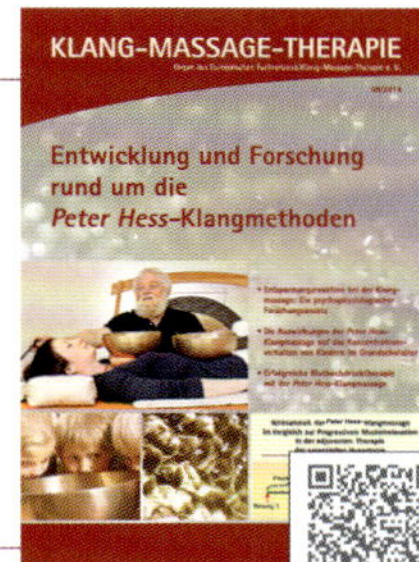

Hinweis:
Ausführliche Berichte über die Untersuchungen zur „Klang-Pause" finden Sie in den Fachzeitschriften Klang-Massage-Therapie 9/2014 und 10/2015 oder in der Mediathek auf der Website des Internationalen Fachverbandes Klang-Massage-Therapie e.V.: **www.fachverband-klang.de**

Bevor Sie nun beginnen, möchte ich noch sagen, dass die Übungsbeschreibungen als erste Anleitung zu verstehen sind. Wenn Sie die Klangübungen anders erleben und Klangschwingungen anders wahrnehmen, als hier beschrieben, dann ist das vollkommen in Ordnung. Lassen Sie sich davon nicht irritieren. Vertrauen Sie ganz Ihrer persönlichen Wahrnehmung und Ihrem Gefühl dafür, was Ihnen gut tut!

Ich möchte Sie dazu ermutigen, Ihre Erfahrungen in einem „Klang-Tagebuch" zu notieren. Bewährt hat sich hier ein Zeitraum von vier Wochen. Die Erfahrung zeigt, dass die tägliche Reflexion über das Erlebte oft erst bewusst macht, was sich durch die Klänge alles verändert. Besonders im Rückblick auf einen längeren Zeitraum ist das sehr spannend.
Um es Ihnen möglichst leicht zu machen, täglich einige Notizen zu Ihren Erfahrungen und Beobachtungen zu machen, habe ich in Anlehnung an die Untersuchungen der Prof.s Erler für Sie eine Kopiervorlage für ein solches „Klang-Tagebuch" zusammengestellt (S. 56).

Also, fangen Sie gleich an, nutzen Sie die wohltuende Wirkung der Klänge und machen Sie die ersten Schritte auf Ihrem ganz persönlichen Klangweg!

Mein Klang-Tagebuch

Notieren Sie die Klangübung, die Sie gemacht haben und alles, was Sie dabei wahrgenommen haben. Achten Sie auch in der Zeit danach und in den folgenden Tagen auf mögliche Veränderungen, denn manchmal stellt sich die Wirkung etwas verzögert ein.

Meine Tagesform:

Wie fühle ich mich heute auf einer Skala von 1-10, wenn 10 bedeutet „ich fühle mich sehr gut" und wenn 1 bedeutet „ich fühle mich nicht gut"?

Ich fühle mich nicht gut	1	2	3	4	5	6	7	8	9	10	Ich fühle mich sehr gut
	☐	☐	☐	☐	☐	☐	☐	☐	☐	☐	

Folgende Klangübungen habe ich heute durchgeführt (auch Tageszeit notieren)**:**

1. Klangübung: ____________________

2. Klangübung: ____________________

3. Klangübung: ____________________

Während der Klangübungen habe ich Folgendes wahrgenommen (körperliche Empfindungen, Gedanken, Gefühle, ...):

____

____

____

____

Weitere Beobachtungen (z.B. ich kann besser schlafen, bin vitaler, ...) **oder Rückmeldungen aus meinem Umfeld** (Freunde, Familie, Kollegen, ...)**:**

____

____

____

Die Kopiervorlage für Ihr ganz persönliches Klang-Tagebuch können Sie hier kostenfrei downloaden

Vorbereitung für die Klangübungen

Mein Wohlfühlplatz

Die nachfolgenden Klangübungen können Sie jederzeit und überall durchführen. Ideal ist es natürlich, wenn Sie zu Hause einen Platz wählen, den Sie besonders gerne mögen und wo Sie ungestört sind. Vielleicht haben Sie auch die Möglichkeit, die Klangübungen an Ihrem Arbeitsplatz oder im Büro zu nutzen. Mir erzählen immer wieder Kursteilnehmer, dass sie eine Klangschale auf ihrem Schreibtisch stehen haben. In Stresssituationen oder während kurzer Pausen gönnen sie sich eine kleine Klang-Auszeit. Schon 1-2 Minuten genügen, um sich zu zentrieren, Neuordnung zu erleben und anschließend wieder gestärkt und erfrischt den täglichen Aufgaben begegnen zu können.

Für die tägliche Praxis kann es auch hilfreich sein, wenn die Klangschale einen festen Platz bekommt, an dem Sie sie gut sehen und an dem Sie häufig vorbeigehen. So können Sie sie immer wieder kurz erklingen lassen und von der entspannenden und ordnenden Kraft der Klänge profitieren – ganz nebenbei.

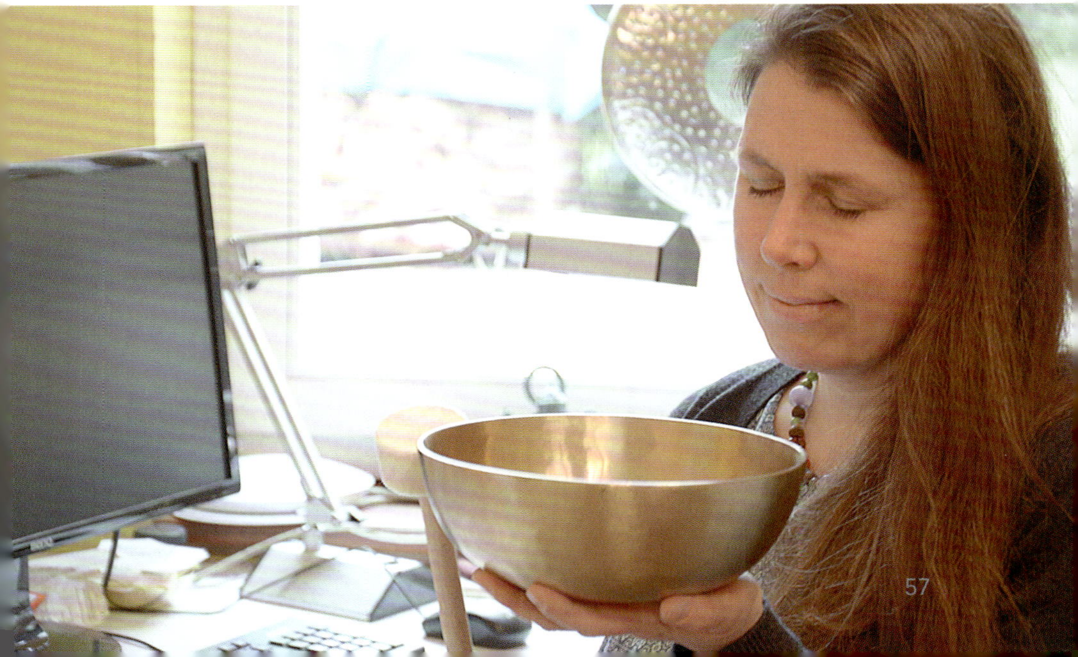

Tipps zur Durchführung

Betrachten Sie die Klangübungen als Ihre ganz persönliche, kleine Auszeit vom Alltag. Damit die Klänge ihre positiven Wirkungen voll entfalten können, sollten Sie sich einen geeigneten Rahmen schaffen:

- Suchen Sie sich für Ihre „Klang-Auszeit" einen besonders schönen Platz.
- Achten Sie darauf, dass unnötige Störungen vermieden werden. Schalten Sie z.B. die Klingel oder das Telefon aus und hängen Sie ein Schild an die Zimmertür „Bitte nicht stören".
- Sollten während der Übung trotzdem unerwartet Geräusche oder Störungen auftreten, dann lassen Sie das geschehen, denn mit dem Klang nehmen Sie diese Unterbrechungen gelassener hin. Wenn es notwendig ist, verabschieden Sie sich von den Klängen mit der Sicherheit, dass Sie zu einem späteren Zeitpunkt mit Ihrer kleinen Klangmeditation fortfahren können.
- Je nach Übung machen Sie es sich im Sitzen oder Liegen bequem – achten Sie immer auf eine angenehme Haltung, denn diese ist eine unabdingbare Voraussetzung, damit der Körper überhaupt entspannen kann.
- Vielleicht mögen Sie es, wenn die Klangschale vorgewärmt ist. Sie können sie beispielsweise auf eine Wärmflasche oder ein Heizkissen stellen, bevor Sie eine Übung durchführen.
- Halten Sie Lagerungshilfen bereit, um die Klangschale sicher zu positionieren.
- Bei den meisten Übungen ist es hilfreich, wenn Sie die Augen schließen, denn Sehen verhindert meist Hören. So sind Sie in der Aufmerksamkeit ganz bei sich und den Klängen.
- Wenn es zu Schmerzen kommen sollte, ist das eigentlich ein gutes Zeichen. Manchmal lösen sich durch die einsetzende Entspannung Verspannungen, das kann unangenehm sein. Es ist ähnlich, wie wenn jemand, der sich kaum bewegt, plötzlich einen längeren Waldlauf macht. Die ungewohnten Bewegungen verursachen einen Muskel-

kater, obwohl die Bewegung und die frische Luft gut tun. So ähnlich ist das auch bei der Klangentspannung. Daher nehmen Sie die Klangschale vom Körper, sobald Schmerzen auftauchen. Diese lassen i.d.R. sehr schnell wieder nach und der Bereich fühlt sich danach viel freier an.

- Gönnen Sie sich nach jeder Übung ausreichend Zeit zum Nachspüren, denn die Stille nach den Klängen ist ein wesentlicher Bestandteil jeder Übung.
- Machen Sie sich in Ihrem persönlichen „Klang-Tagebuch" direkt nach der Übung oder am Abend kurz Notizen über Ihre Wahrnehmungen, Gedanken, Empfindungen, usw.
- Trinken Sie nach der Klangübung ein Glas Wasser, das unterstützt den „reinigenden" Effekt der Klänge und bringt den Kreislauf in Schwung, sodass Sie erfrischt ins Hier und Jetzt zurückkehren werden.

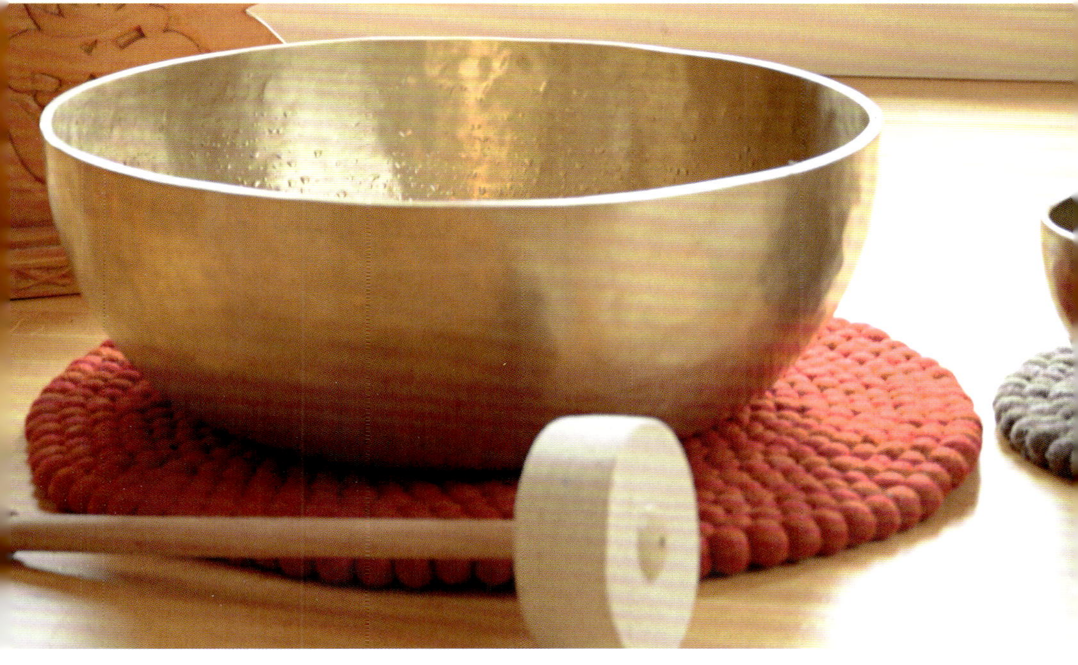

Hinweise für Partnerübungen

Natürlich können Sie die vorgestellten Klangübungen auch als Partnerübungen gestalten. Dabei wird eine Person die Klangschale anklingen, während die andere sich ganz den Klängen hingeben kann. Das schöne beim Üben mit einer Partnerin oder einem Partner ist, dass man sich gleich im Anschluss über die gemachten Erfahrungen austauschen kann. Es gibt einige Punkte, die Sie beim gemeinsamen Üben beachten sollten, damit die Klangübungen zu einem bereichernden Erlebnis werden:

- Wenn Sie die Klänge für eine andere Person erzeugen, seien Sie besonders achtsam und behutsam (Weniger ist mehr!).
- Für den Klang-Empfangenden kann es hilfreich sein, wenn Sie die Körperpartie, auf die Sie die Klangschale als nächstes aufstellen, vorher leicht mit der Hand berühren, damit deutlich wird, dass hier gleich die Klangschale stehen wird.
- Im Zustand der Entspannung kommt es i.d.R. zu einer Absenkung der Körpertemperatur. Bei etwas länger dauernden Übungen kann es daher sinnvoll sein, den Klang-Empfangenden mit einer leichten Decke zu wärmen. Keine Sorge, die Klangschwingungen breiten sich auch durch Decke und Kleidung hindurch aus.
- Wichtig ist, vorab zu vereinbaren, sich gegenseitig mitzuteilen, wenn etwas unangenehm ist, um nicht in ein „Aushalten" zu verfallen.
- Während der Schwangerschaft führen Sie bitte keine Klangübungen direkt am Körper durch, dies bleibt erfahrenen Klangmassagepraktikern und Fachkräften vorbehalten.
- Wenn jemand krank ist und beispielsweise ernsthafte Rückenprobleme hat, führen Sie keine Klangübungen am Körper durch. Auch in diesem Fall bleibt die Klanganwendung Fachkräften vorbehalten.

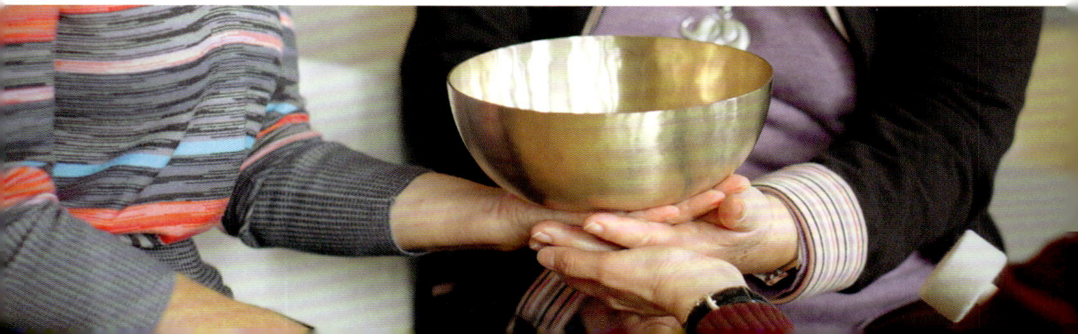

Gezielte Klangübungen

Hören – Lauschen – Wahrnehmen

Zu Beginn möchte ich Ihnen eine Art Klangmeditation vorstellen. Über das Hören gelangen wir zum Lauschen. Das Lauschen ist mehr als das Hören, es ist eine Wahrnehmung der Klänge mit dem ganzen Körper. Lassen Sie sich ganz auf die Klänge, Körperempfindungen, Gedanken und Gefühle ein. Das Lauschen auf die Klänge führt nach innen und in eine wohltuende Stille – das, was gerade im Außen geschieht, tritt in den Hintergrund.

Übung

- Machen Sie es sich bequem. Stellen Sie die Klangschale direkt vor sich auf ein Kissen oder eine andere schwingungsfähige Unterlage.
- Schlägeln Sie nun die Schale sanft an und nehmen Sie ihren Klang wahr.
- Vielleicht schließen Sie dabei die Augen, um sich ganz auf die Klänge einlassen zu können.
- Hören Sie die verschiedenen Klangnuancen? Da sind hohe Töne, tiefe Töne, viele unterschiedliche Töne, die zusammen ein wunderbares obertonreiches Klangbild ergeben.
- Lauschen Sie dem Klang mit Ihrem ganzen Körper – Ihre ganze Aufmerksamkeit richtet sich auf den Klang, Sie werden sozusagen eins mit dem Klang. So spüren Sie vielleicht, wie Ihr Körper von den Klangschwingungen berührt wird und Sie diese auch mehr und mehr fühlen können.
- Nach einiger Zeit schlägeln Sie die Klangschale erneut an.
- Im Lauschen auf das An- und Abschwellen der Klänge wird Ihr Atem ruhiger, tiefer und gelassener. Wenn Sie mögen, machen Sie bewusst ein paar tiefe Atemzüge.

- Die Stille nach jedem Klang lässt in Ihnen eine angenehme Ruhe entstehen.
- Genießen Sie die Klänge, solange Sie möchten.
- Spüren Sie die entspannende, harmonisierende Wirkung.
- Nun legen Sie Klangschale und Schlägel beiseite und spüren mit geschlossenen Augen nach. Vielleicht spüren Sie die Klänge immer noch, obwohl sie schon verklungen sind – sie schwingen in Ihnen weiter.
- Seien Sie für einige Minuten ganz bei sich: Wie fühlen Sie sich, was geht in Ihnen vor, wie nehmen Sie Ihren Körper wahr? Nehmen Sie sich Zeit, bei all dem, was gerade ist, Raum zu geben, ohne es zu bewerten – beobachten Sie einfach nur.
- Abschließend atmen Sie noch einige Male tief durch, recken und strecken sich und kommen ganz in Ihrem Tempo wieder in den Alltag zurück.

Das intensive Hören führt zum Lauschen, das Lauschen sensibilisiert die Wahrnehmung.

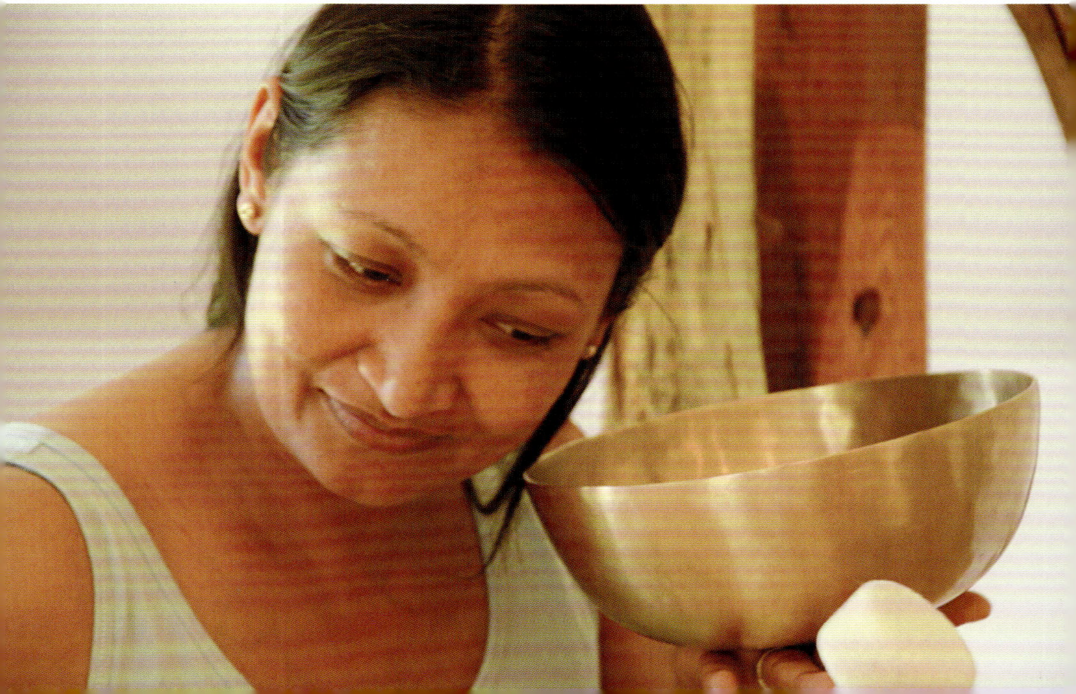

Aus der Praxis:
In der beratenden und therapeutischen Arbeit bieten die Klänge eine wunderbare Möglichkeit der nonverbalen Kontaktaufnahme und Beziehungsgestaltung. Die Therapeutin und Klangpädagogin Gabriele Ehnis weiß das in ihrer Arbeit mit Kindern und Jugendlichen sehr zu schätzen (vgl. Fachzeitschrift Klang-Massage-Therapie 9/2014, S. 63-69).
Berichte hierzu finden Sie auch auf: **www.dieweltdesklangs.de**

Viele Menschen berichten in meinen Seminaren nach dieser kleinen Übung, dass ihnen die Klänge auf eine ganz besondere Weise vertraut schienen. Sie sind erstaunt, wie schnell sie mit ihrer Hilfe in eine wohltuende, tiefe Entspannung kommen. In Indien weiß man seit Jahrtausenden um die harmonisierende Wirkung von Klängen. In den Upanischaden, einer Sammlung philosophischer Texte des Hinduismus und Bestandteil des Veda, ist beschrieben, wie das gesamte Universum aus dem ewigen Klang hervorgegangen ist.

Der deutsche Musikjournalist Joachim Ernst Berendt hat das in dem Titel der bekannten Hörsendung „Nada Brahma – die Welt ist Klang" aufgegriffen. Er begeisterte tausende Hörer und später Leser seiner Bücher für die Welt des Hörbaren und der magnetischen, elektrostatischen und sonstigen physikalischen Schwingungen. Demnach ist die Welt und sind auch wir Menschen aus Klang entstanden. Entsprechend erinnern uns die Klänge an unseren Ursprung, an den „kosmischen" Klang, aus dem wir hervorgegangen sind. Das ist der Ort, wo unsere ursprünglichen Gefühle von Sicherheit und Geborgenheit, unser Urvertrauen gelegt worden ist – unabhängig von späteren, äußeren Bedingungen.

Die Klänge knüpfen an diese ursprünglichen Erfahrungen und das Gefühl der Harmonie an. Sie helfen uns, (wieder) in Resonanz mit dieser ursprünglichen Ordnung zu kommen, sie wecken Gefühle des Wohlbefindens und Vertrauens. Es gibt verschiedene therapeutische Ansätze hierzu, aber wir können diese positive Wirkung mit Hilfe der Klangschalen auch im alltäglichen Leben für uns nutzen!

Klänge über die Handreflexzonen erfahren

Diese Klangübung ist möglicherweise Ihre erste bewusste Körpererfahrung mit den Klangschalenklängen. Versuchen Sie, mit der Aufmerksamkeit ganz beim jeweils angesprochenen Körperbereich zu sein. So können Sie erleben, wie sich die Klangschwingungen nach und nach in Ihrem Körper ausbreiten.

Regelmäßig eingesetzt, kann diese kleine Klangmeditation ein wertvoller Begleiter für den Alltag werden. Über die Reflexzonen wird dabei der gesamte Körper stimuliert. So hilft diese Übung besonders gut, Stress und Überlastung frühzeitig vorzubeugen oder regelmäßig abzubauen und damit die eigene Gesundheit zu stärken.

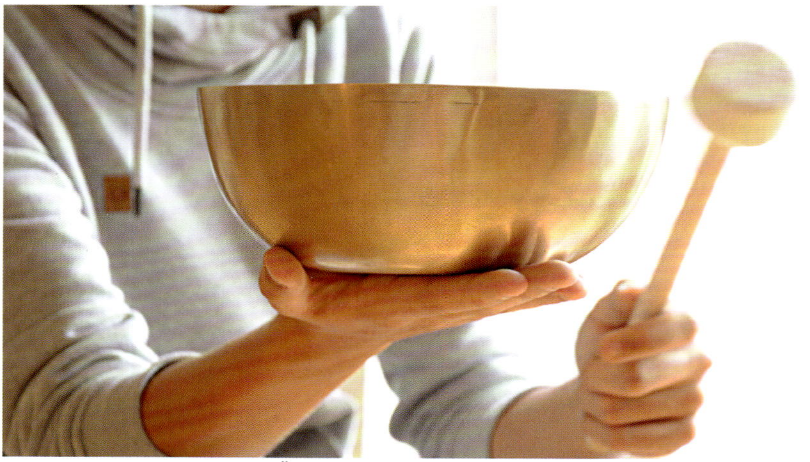

Über die Handreflexzonen wird der gesamte Körper angesprochen.

Übung

- Sie machen es sich im Sitzen bequem. Öffnen Sie die Handfläche Ihrer rechten Hand, wobei der Handteller nach oben zeigt. Wenn es für Sie angenehmer ist, können Sie die Hand auch auf einem Kissen ablegen.
- Nun positionieren Sie die Klangschale auf Ihrem Handteller, so, wie Sie es auf dem Bild sehen. Machen Sie Ihre Hand flach, sodass die Schwingungen der Schale nicht unnötig durch die Finger abgebremst werden.

- Schlägeln Sie die Schale sanft von außen am oberen Rand an.
- Hören Sie den Klängen zunächst einfach nur nach.
- Im nächsten Schritt erweitern Sie Ihre Wahrnehmung um das Fühlen. Nehmen Sie die Schwingungen der Klangschale bewusst in Ihrem Handteller wahr. Sie spüren die zarten Vibrationen der klingenden Schale auf Ihrer Handfläche und richten Ihre ganze Aufmerksamkeit darauf. Sanft bewegen sich die Schwingungen über die Haut und durch die Handfläche hindurch. So wie bei dem Bild von dem Stein, der in einem See konzentrische Wellen auslöst.
- Nun erweitern Sie Ihre Aufmerksamkeit auf Ihren gesamten Körper und lassen die Klänge durch ihn hindurchfließen. Spüren Sie, wie sich die Klangschwingungen von Ihrem Handteller hin zum rechten Handgelenk ausbreiten.
- Wenn Sie mit Ihrer Aufmerksamkeit weiter zu den einzelnen Körperteilen gehen, dann nehmen Sie dabei stets den gesamten bisherigen Weg wahr, vom Handteller bis zum aktuellen Bereich der Aufmerksamkeit. Sie spüren, wie die Schwingungen ihren Weg von der Klangschale bis zur angesprochenen Körperpartie nehmen – es ist wie eine ganz feine Massage.
- Nun gehen Sie mit Ihrer Aufmerksamkeit, ausgehend vom rechten Handteller über das rechte Handgelenk nach und nach:
  - zum rechten Unterarm
  - zum rechten Ellenbogengelenk
  - zum rechten Oberarm
  - zum rechten Schultergelenk
  - zum Nackenbereich und
  - zum gesamten Körper
- Nehmen Sie sich Zeit, die Klänge im Körper zu spüren. Fühlen Sie, wie Klangwelle für Klangwelle immer weiter und freier durch den Körper fließen. Wo und wie weit sind die Klänge zu spüren? Hat sich der Klangfluss während der Übung verändert und wenn ja, auf welche Weise? Gibt es Bereiche, durch die die Klangschwingungen besonders gut oder auch weniger gut hindurchfließen?

- Nachdem Sie den Klang in den einzelnen Körperbereichen wahrgenommen haben, genießen Sie noch einige Zeit den Klangfluss – vom rechten Handteller durch den gesamten Körper hindurch, vielleicht sogar bis hin zu den Fußsohlen.
- Legen Sie nun kurz die Klangschale und den Schlägel zur Seite und nehmen Sie wahr, was gerade ist – ohne es zu bewerten. Gibt es einen Unterschied zwischen rechter und linker Körperseite? Wie fühlen Sie sich?
- Wenn Sie soweit sind, positionieren Sie die Klangschale auf der linken Hand und schlägeln sie sanft mit der rechten Hand an.
- Zunächst hören Sie wieder die Klänge, lauschen ihnen nach.
- Dann nehmen Sie auch die Schwingungen im Handteller wahr.
- Sie erweitern Ihre Aufmerksamkeit ausgehend vom linken Handteller hin:
  · zum linken Handgelenk
  · zum linken Unterarm
  · zum linken Ellenbogengelenk
  · zum linken Oberarm
  · zum linken Schultergelenk
  · zum Nackenbereich und
  · dann wieder zum gesamten Körper
- Nehmen Sie sich Zeit, die Klänge im Körper zu spüren, zu fühlen, wie Klangwelle für Klangwelle immer weiter und freier durch den Körper fließen.
- Stellen Sie sich wieder die obigen Fragen: Wo und wie weit sind die Klänge zu spüren? Hat sich der Klangfluss während der Übung verändert und wenn ja, auf welche Weise? Gibt es Bereiche, durch die die Klangschwingungen besonders gut oder auch weniger gut hindurchfließen?
- Legen Sie die Klangschale zur Seite und nehmen Sie wahr, wie sich das Gefühl der linken Körperseite verändert hat. Gibt es einen Unterschied zur rechten Seite?

- Wenn es für Sie stimmig ist, kommen Sie ganz in Ihrem Tempo langsam in den Alltag zurück. Atmen Sie einige Male tief durch, bewegen Sie nach und nach Ihren ganzen Körper und öffnen die Augen.

Bei dieser Übung haben Sie erfahren, wie sich die Klangschwingungen ganz sanft und Stück für Stück im Körper ausbreiten und Sie zunehmend entspannen konnten. Sollten Sie beim ersten Üben die Klänge nicht in allen Körperbereichen spüren, dann ist das völlig normal. Der Körper, der für den Klang als Resonanzinstrument dient, muss sich erst an diese besondere Stimulation gewöhnen. Zudem können „Blockaden" wie Verspannungen oder Narben den Klangfluss behindern. Solche Blockaden können durch wiederholtes Üben nach und nach gelockert und manchmal auch aufgelöst werden. Wahrscheinlich haben Sie bei dieser Übung auch festgestellt, dass der Klangfluss in der rechten und linken Seite unterschiedlich ist. Auch das ist völlig normal und hat neben den eben erwähnten Gründen auch damit zu tun, dass unsere Muskulatur aufgrund unserer Rechts- oder Linkshändigkeit unterschiedlich ausgeprägt ist.

Während dieser Übung haben Sie Ihre Aufmerksamkeit ganz auf die Klänge und Ihren Körper gerichtet – alles rund herum hat dabei an Bedeutung verloren. Sie haben sich sozusagen in den Klang hinein entspannt. Dabei haben Sie eine der wichtigsten Wirkungsweisen der Klänge erfahren: Das Loslassen. Ein Loslassen von kreisenden Gedanken, Ängsten, Sorgen ..., aber auch von unnötigen körperlichen Anspannungen.

Dieses Loslassen-Können ist in einer Zeit, in der viele Menschen aufgrund der vielfältigen Anforderungen im privaten wie beruflichen Alltag unter Stress leiden, von besonderer Bedeutung. Lang anhaltende Stresssituationen manifestieren sich nicht nur auf körperlicher, sondern auch auf seelischer Ebene. Wir halten fest, versuchen zu kontrollieren, Gedanken drehen sich im Kreis. Wie wertvoll ist es da, eine Methode an die Hand zu bekommen, die uns hilft, schnell in eine tiefe Entspannung zu gelangen, in der Regeneration auf allen Ebenen geschehen kann.

Anwendungstipp

Diese Übung hat sich in verschiedenen Situationen besonders bewährt:

Klangritual am Morgen

Die Klänge können eine wunderbare Möglichkeit sein, sich nach dem Aufwachen auf den bevorstehenden Tag mit all seinen Ereignissen und Aufgaben einzustimmen. Ich praktiziere diese Übung am liebsten, wenn ich noch im Bett liege. Dazu mache ich es mir im Sitzen ganz bequem und stelle die Klangschale auf meine Hand, die ich auf meinen Beinen ablege. Während ich die Klangschale sanft antöne, stelle ich mir den Tag vor, der vor mir liegt. Dies hilft mir auch, wenn ich wichtige Aufgaben oder Entscheidungen vor mir habe. Während ich den beruhigenden Klängen lausche, stelle ich mir vor, wie es sich anfühlen wird, wenn ich diese Aufgaben gut bewältige oder eine für alle stimmige Entscheidung treffen werde. Ich verweile einige Augenblicke bei diesem angenehmen Gefühl, bevor ich die weiteren Etappen des Tages vor meinem inneren Auge betrachte. Dann richte ich meine Aufmerksamkeit nochmal ganz auf meine momentane Wahrnehmung, auf das Hier und Jetzt. Erst danach stelle ich die Schale zur Seite, atme einige Male tief durch und dehne mich nochmal kräftig, bevor ich gestärkt von den Klängen und positiv gestimmt den Tag beginne.

Klangeinstimmung auf ein wichtigen Gespräch

Diese Übung hat sich auch als Vorbereitung bewährt, wenn Sie z.B. in der Arbeit ein wichtiges Gespräch vor sich haben. Nur wenige Klänge genügen, um innerlich Ruhe zu finden und sich ähnlich, wie eben beschrieben, positiv auf das Gespräch einzustimmen. Der leichte Trancezustand, in den Sie die Klänge führen, verstärkt Ihre gedanklichen Möglichkeiten im Sinne einer „selbsterfüllenden Prophezeiung". Auf diese Weise können Sie die Klänge dabei unterstützen, Ihr Leben aktiv und nach Ihren Vorstellungen und Wünschen zu gestalten.

Seminar-Tipp:
Wenn Sie mehr darüber erfahren möchten, wie Sie die besondere Wirkung der Klänge gezielt für die Erreichung Ihrer Ziele nutzen können, empfehle ich Ihnen v.a. die Seminare **„Klangtransformation – Mein Leben aktiv gestalten"** oder **„Wirkungsvolle Affirmationen und Visionen gestalten und begleiten"** (vgl. www.peter-hess-institut.de)

„Ein Klang für Dich!"

Das Erfahren der Klangschalenklänge über die Handflächen kann auch sehr gut mit einem Partner durchgeführt werden.

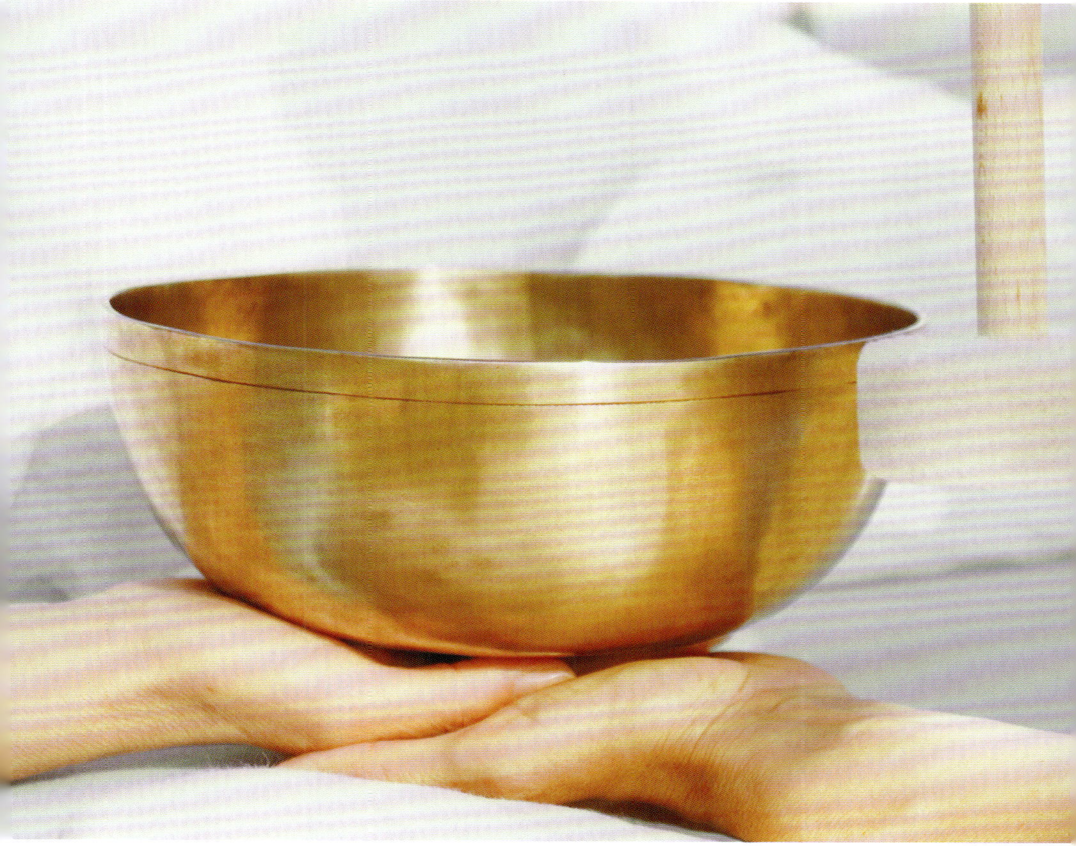

Übungsvariation mit einem Partner

- Der Klang-Gebende hält seine Hand mit geöffneter Handfläche nach oben.
- Der Klang-Empfangende legt seine Hand in diese hinein, dabei zeigt auch seine Handfläche nach oben. Das Gewicht wird vom Klang-Gebenden gehalten.
- Nun positionieren Sie die Klangschale auf dem oberen Handteller.
- Schlägeln Sie als Klang-Gebender die Schale behutsam an.
- Ab hier folgen Sie der vorangegangenen Übungsbeschreibung.
- Nehmen Sie sich nach der Klangübung Zeit, in Stille nachzuspüren.
- Nun wiederholen Sie die Übung mit wechselnden Rollen.
- Tauschen Sie sich erst danach über Ihre Erfahrungen aus.

Bei dieser Übung sind die Teilnehmer immer wieder verblüfft, dass beide Beteiligten die Klangvibrationen wahrnehmen. Das heißt, bei dieser Übung wird sehr schön deutlich, wie sich die Schwingungen der Schale durch den Körper hindurch ausbreiten.

Übungsvariation mit zugewandten Handflächen

- Der Klang-Gebende legt seine Hand auf einem Kissen ab, dabei zeigt die geöffnete Handfläche nach oben.
- Der Klang-Empfangende legt nun seine Handfläche auf die des Gegenübers.
- Anschließend positioniert er die Klangschale auf seinem Handrücken, ggf. kann hier mit einem „Hörnchen" die Klangschale gesichert werden.
- Nun gehen Sie wie oben beschrieben vor.
- Nehmen Sie sich nach der Klangübung Zeit, in Stille nachzuspüren.
- Wiederholen Sie anschließend die Übung mit wechselnden Rollen.
- Tauschen Sie sich erst danach über Ihre Erfahrungen aus.

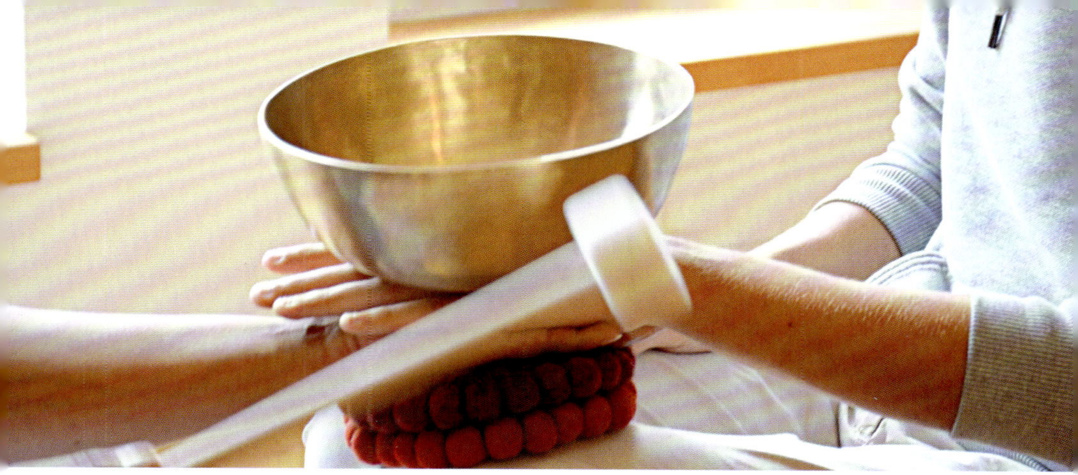

„Ein Klang für Dich" ist eine sehr beliebte Partnerübung.

Bei dieser Übungsvariation werden die Schwingungen meist sehr intensiv wahrgenommen, v.a. in den Fingerkuppen und an den Handgelenken. Der direkte Kontakt der Handflächen macht diese Übung besonders intensiv. Es entsteht eine besondere „Tiefe" oder „Intimität" zwischen den Übenden, daher ist diese Übung besonders gut für Paare geeignet. In jedem Fall empfehle ich, diese Übung nur mit einer Person zu machen, zu der eine gute und von Ehrlichkeit geprägte Beziehung besteht. Denn im gemeinsamen „Schwingungsfeld", am Klang und den gefühlten Schwingungen ist sehr deutlich zu spüren, was miteinander schwingt.

Anwendungstipp

Gerade die erste der beiden Übungsvariationen ist eine sehr schöne Möglichkeit, um die Klangschale und ihre Schwingungen z.B. einer Freundin vorzustellen. Sie „verschenken" damit sozusagen einen Klang an Ihr Gegenüber. Das Schöne ist, dass einer den Klang gibt, während sich der andere ganz auf den Klang einlassen kann. Es ist ferner eine schöne Erfahrung, wie man durch die Klänge im gemeinsamen Tun verbunden ist.

Wie schon erwähnt, empfehle ich die zweite Übungsvariation Paaren. Aber auch bei Eltern-Kind-Konstellationen oder unter Freunden kann diese Übung super genutzt werden, um durch die gemeinsame Ressourcen die Gemeinsamkeit zu fördern – die Beteiligten kommen mehr und mehr in Resonanz.

Reinigen der „Energiekanäle"

Die Reinigung der „Energiekanäle" über die Fingerkuppen ist ebenfalls eine sehr effektive und kurze Klangübung.

Unser Körper ist durchzogen von Energiekanälen, die in der Traditionellen Chinesischen Medizin (TCM) Meridiane genannt werden und uns mit lebenserhaltender Energie (Qi) versorgen. In den besonders sensiblen Fingerkuppen befinden sich die empfindlichen Anfangs- und Endpunkte der Meridiane, die Akupunkte (vgl. Akupunktur oder Akupressur). Indem wir die Klangschale nutzen, um über diese Punkte den Klangfluss in den Körper zu schicken, reinigen wir diese Energieleitbahnen. Alltägliche Belastungen und „Verunreinigungen" (z.B. Stress) werden durch die sanften Vibrationen „abgespült" und sanft aufgelöst. Die Lebensenergie kann wieder frei fließen.

Damit Sie sich dies besser vorstellen können, möchte ich Sie einladen, sich ein Wasserrohr vorzustellen, durch das stark kalkhaltiges Wasser fließt. Durch die ständige Nutzung kommt es im Rohr zu Ablagerungen, es verkalkt und der Wasserfluss ist behindert. Wenn nun dieses verkalkte Rohr in Schwingung gebracht wird, können sich die Ablagerungen lösen und nach und nach weggespült werden – der Wasserfluss kann sich wieder ungehinderter durch das Rohr bewegen.

Die Fingerkuppen sind besonders sensibel und beherbergen die Anfangs- und Endpunkte der Meridiane.

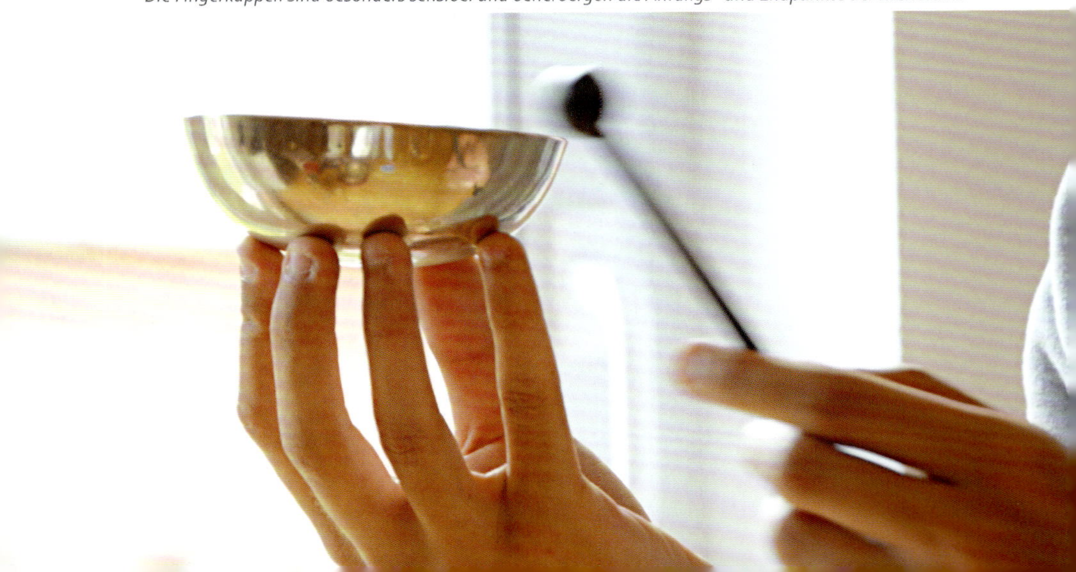

Übung

- Machen Sie es sich bequem und positionieren Sie eine Klangschale auf den Fingerkuppen Ihrer rechten Hand, wie Sie es auf dem Bild sehen.
- Schlägeln Sie die Klangschale nun behutsam an und spüren Sie, wie die Vibrationen der Klänge über die Fingerkuppen in die Finger und die Hand fließen. Spüren Sie, wie die Klänge sich ihren Weg bahnen und ihre reinigende und harmonisierende Wirkung entfalten.
- Tönen Sie die Klangschale etwa fünf Minuten sanft und regelmäßig an. Lassen Sie sich vor jedem erneuten Anschlägeln so viel Zeit, bis die Schwingungen kaum noch zu spüren sind.
- Nehmen Sie wahr, wie sich die Schwingungen nach und nach immer weiter fortsetzen.
- Lauschen Sie den Klängen, genießen Sie das angenehme Körpergefühl, das zunehmend entsteht.
- Dann stellen Sie die Klangschale beiseite und nehmen sich Zeit, um der Wirkung nachzuspüren. Wie fühlt sich die rechte Hand bzw. Körperseite im Vergleich zu vorher an?
- Gibt es Unterschiede in der Körperwahrnehmung zwischen der rechten und linken Hand bzw. Körperseite? Wenn ja, wie äußern sich diese?
- Wenn Sie soweit sind, genießen Sie diese kleine Klangübung auch auf den Fingerkuppen der linken Hand.
- Wieder fließen die Klänge sanft durch die Fingerspitzen in die Finger, die Hand und weiter in den Körper. Stellen Sie sich vor, wie die Klänge Ihre Meridiane durchströmen und reinigen und Sie dabei mit frischer Energie versorgt werden.
- Nach einigen Minuten legen Sie Schale und Schlägel beiseite und spüren der Übung nach.
- Wie fühlt sich die linke Hand bzw. Körperseite im Vergleich zu vorher an?

- Können Sie einen Unterschied zwischen linker und rechter Hand bzw. Körperseite spüren?
- Genießen Sie noch für einen Moment das Gefühl von Harmonie und Erholung, bevor Sie wieder zurück in den Alltag kommen.

Anwendungstipp

Sie können diese kleine Klangübung ganz nach Ihren Vorlieben und Möglichkeiten zeitlich variieren. Vielleicht können Sie sie nutzen, um während Ihres Arbeitsalltags kurz innezuhalten, für einen Moment die Aufmerksamkeit nach innen zu richten und frische Energie zu tanken. Diese Klangübung bietet auch eine wunderbare Entspannungsmöglichkeit für Finger und Hände, die z.B. durch viel PC-Arbeit stark beansprucht sein können. Aber auch vor einer schriftlichen Prüfung, bei der man viel schreiben muss, ist diese Übung zu empfehlen.

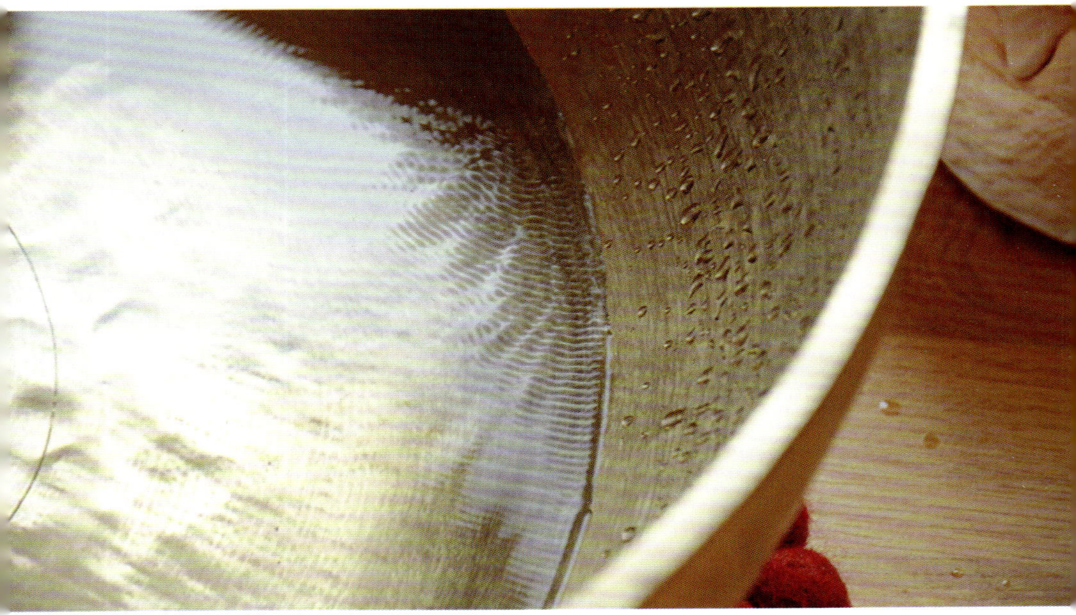

Klangentspannung für den Bauch

Der Bauchraum ist ein besonders sensibler Körperbereich, der auf Stresssituationen mit Verdauungsproblemen, Bauch- oder Magenschmerzen reagieren kann. Die Klänge können hier eine wunderbare Möglichkeit sein, um ein sanftes Entspannungsangebot zu setzen. Dies gilt vor allem auch bei Menstruationsbeschwerden.

Übung für den Solarplexus

- Legen Sie sich locker auf den Rücken und machen es sich so bequem wie möglich.
- Positionieren Sie die Klangschale auf dem sogenannten „Solarplexus". Das ist der Bereich, der sich ungefähr in der Mitte zwischen Rippenbogen und Schamhaargrenze befindet und im Autogenen Training auch als „Sonnengeflecht" bezeichnet wird.
- Achten Sie darauf, dass Ihr Kopf und der Arm, mit dem Sie die Klangschale anschlägeln möchten, gut abgestützt sind, sodass es zu keinen unnötigen Anstrengungen kommt.
- Nun tönen Sie die Klangschale sanft von außen am oberen Rand an.
- Wenn Sie mögen, schließen Sie die Augen und richten Ihre Aufmerksamkeit ganz auf Ihren Solarplexus. Nehmen Sie wahr, wie die Klänge diesen Bereich massieren und sich nach und nach von dort wohlige Entspannung ausbreitet.
- Atmen Sie tief durch und wiederholen Sie dies mehrere Male.
- Danach stellen Sie die Klangschale zur Seite und spüren nach. Schließen Sie wieder die Augen und fühlen Sie in sich hinein. Alles, was Sie wahrnehmen, darf sein und ist okay.
- Genießen Sie noch einige Augenblicke die wohlige Entspannung, die sich in Ihrem Bauchraum ausgebreitet hat.
- Atmen Sie einige Male tief durch, bevor Sie sich recken und strecken, die Augen öffnen und wieder zurück in den Alltag kommen.

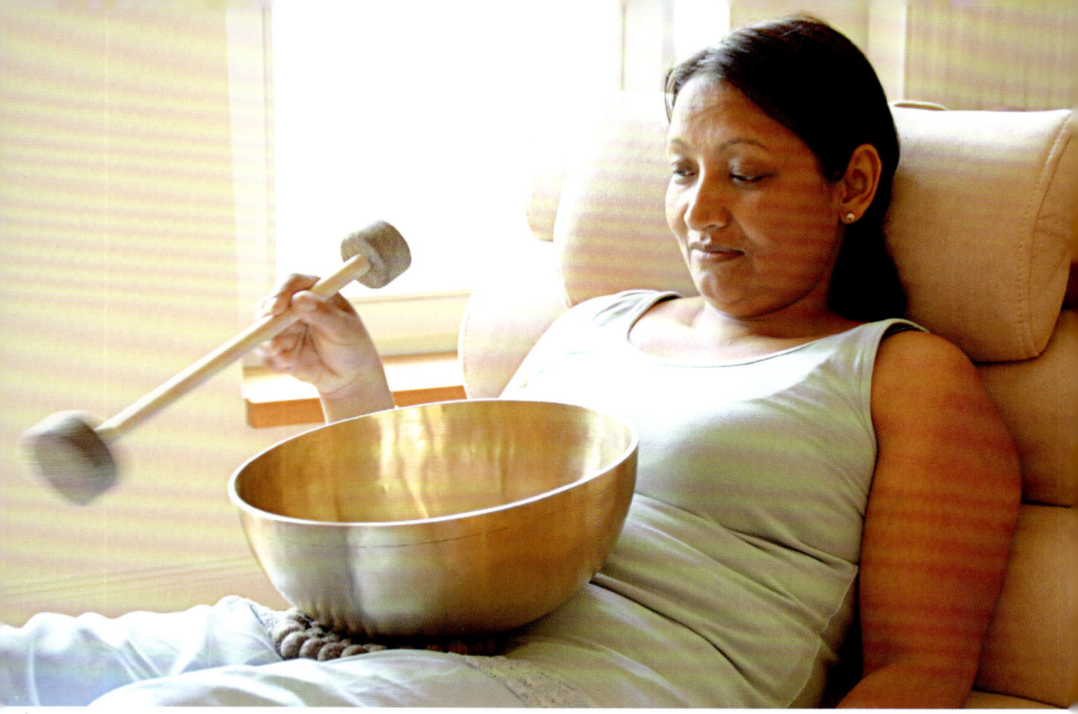

Die wohltuenden Klangschwingungen massieren sanft den Unterleib.

Übung für Solarplexus und Unterleib

- Machen Sie es sich wieder in Rückenlage bequem und beginnen Sie auch diese Übung auf dem „Solarplexus".
- Tönen Sie die Klangschale wieder sanft von außen am oberen Rand an.
- Richten Sie Ihre Aufmerksamkeit ganz auf den Solarplexus und genießen Sie, wie die Klänge diesen Bereich durchströmen. Nach und nach breitet sich die Entspannung in Ihrem Bauchraum aus.
- Nachdem Sie die Klangschale einige Male auf Ihrem Solarplexus angeklungen haben, schieben Sie sie etwas weiter nach unten auf Ihren Unterleib, sodass die Klangschale den Schambeinknochen berührt.
- Nun schlägeln Sie die Schale hier einige Male sanft an. Lassen Sie sich zwischen den Anschlägen Zeit und spüren Sie der sich ausbreitenden Schwingung nach.

- Erst wenn Sie die Klänge nicht mehr hören und die Schwingungen kaum noch fühlen, klingen Sie die Schale erneut an.
- Danach schieben Sie die Klangschale wieder zurück auf den Solarplexus und schlägeln sie dort erneut etwa drei- bis fünfmal an.
- Spüren Sie nach: Was fühlen Sie, was empfinden Sie, wie geht es Ihnen? Nehmen Sie sich Zeit, beobachten Sie einfach nur, ohne zu bewerten.
- Abschließend dehnen Sie sich ausgiebig, bevor Sie die Augen öffnen und mit Ihrer Aufmerksamkeit wieder ganz im Hier und Jetzt ankommen.
- (Falls Sie diese Übung vor dem Einschlafen machen, legen Sie Schale und Schlägel einfach zur Seite und nun können Sie entspannt in den Schlaf gleiten.)

Der Unterleib reagiert meist besonders sensibel auf die Klänge. Die sanften Klangschwingungen breiten sich behutsam über die Haut, die Organe, das Gewebe, die Körperflüssigkeiten und Körperhohlräume aus. Dabei erfahren diese eine Art ganz zarter Massage und kommen (wieder) in Bewegung. So ist es nicht verwunderlich, dass bei diesen Übungen die Verdauung angeregt und krampfartige Beschwerden gelindert werden können. Stress, der sich körperlich oft wie ein „Stein in der Magengegend" anfühlt, kann nach und nach abgebaut werden.

Bei dieser Übung kommt es daher auch immer wieder zu „Magengeräuschen", zum „Grummeln im Bauch". Freuen Sie sich darüber, denn diese Geräusche sind ein Zeichen dafür, dass sich Verspannungen, Verkrampfungen und Blockaden in diesem Bereich lösen!

Anwendungstipp

Klangritual am Abend – Psychohygiene und Einschlafhilfe

Die Klänge wirken immer ganzheitlich auf Körper, Geist und Seele. In der Klangentspannung kommen die Gedanken zur Ruhe. So mache ich z.B. die Klangentspannung für den Unterleib gerne nach einem anstrengenden Tag, um besser ein- und durchschlafen zu können. Im Lauschen auf die Klänge und Wahrnehmen der Schwingungen fühle ich, wie die Last des Alltags nach und nach von mir fällt. Ich werde immer freier und fühle, wie mein Körper wohlig schwingt. Wie ein neutraler Beobachter lasse ich dabei die Bilder des Tages vorbeiziehen, ohne an ihnen zu verhaften. Die Klänge helfen mir dabei, dies von einer neutralen Warte aus zu tun. So kann ich sehen, was besonders gut gelaufen ist und schön war oder was nicht so erfreulich gewesen ist und ich beim nächsten Mal besser machen möchte. Langsam kommen meine Gedanken zur Ruhe und mein Körper entspannt sich mehr und mehr. Manchmal schaffe ich es dann gar nicht mehr, die Klangschale zur Seite zu stellen, sondern gleite noch während der Übung in einen tiefen Schlaf. Ähnliche Erfahrungen berichten mir auch immer wieder meine Seminarteilnehmer.

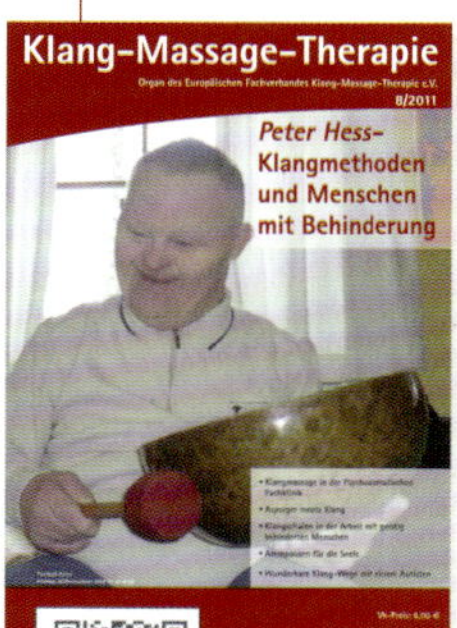

Aus der Praxis:

Die ganzheitliche Klangwirkung auf Körper, Geist und Seele erfährt die Pflegemanagerin Rosemarie Bleil täglich in ihrer Arbeit mit Senioren und Demenz-Betroffenen. In einem Pilotprojekt konnte sie belegen, dass durch regelmäßige Klangangebote „innere Unruhe" und „Ängste" gemindert und Schlaf- und Schmerzmittel reduziert werden können (in Fachzeitschrift Klang-Massage-Therapie 8/2011, S. 42-44).

Pflegekräfte, Demenzbegleiter und Angehörige erlernen in der Fortbildung „Peter Hess®-Klangexperte Demenz" vielfältige Möglichkeit, um die Lebensqualität von Menschen mit Demenz zu steigern.

Klangentspannung über die Fußreflexzonen

Wie auch bei den Händen haben wir an den Füßen Reflexzonen, über die mit Hilfe der Klänge der ganze Körper angesprochen werden kann. Um die Fußsohlen gut zu erreichen, braucht es eine gewisse Beweglichkeit oder man bedient sich einfacher Hilfsmittel, wie sie nachfolgend beschrieben sind.

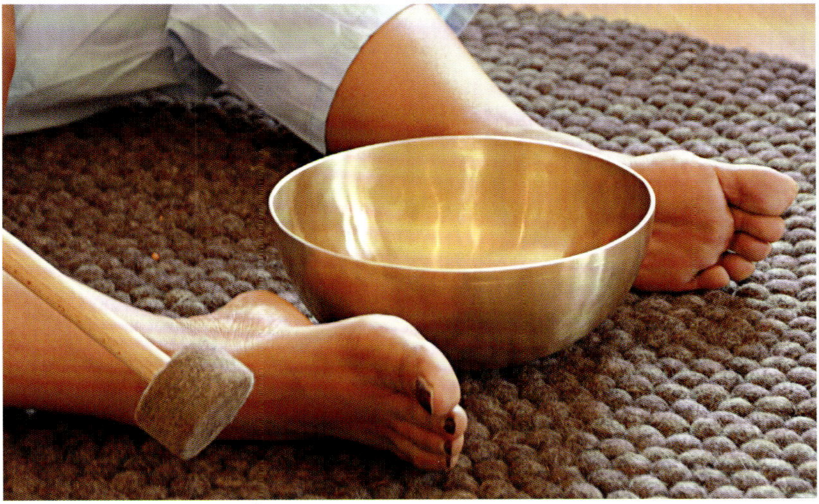

Über die Fußreflexzonen stimulieren die Klänge den gesamten Körper.

Übung

- Stellen Sie die Klangschale z.B. auf eine möglichst schwingungsfähige Unterlage (vgl. S. 33). Alternativ können Sie auch eine der anderen Möglichkeiten wählen, so wie diese hier in den Bildern gezeigt sind.
- Setzen Sie sich bequem hin und positionieren Sie die Füße dicht neben der Klangschale.
- Schlägeln Sie diese nun sanft an.
- Lauschen Sie dem Klang und spüren Sie, wie sich die Klangschwingungen über Ihre Fußsohlen immer weiter ausbreiten. Nehmen Sie wahr, wie die Klänge bis zu den Zehen wandern. Spüren Sie sie auch am Fußrücken?

- Die Klänge breiten sich immer weiter aus bis hin zu Ihren Fußgelenken und steigen nach und nach über die Waden und Schienbeine hinauf bis zu den Knien, vielleicht sogar noch weiter.
- Genießen Sie die feinen Vibrationen und richten Sie Ihre Aufmerksamkeit ganz auf die Wahrnehmung der Klänge in Ihren Füßen und Beinen.
- Beobachten Sie auch, was sonst noch in Ihnen vorgeht, was Sie fühlen, denken ... – aber bewerten Sie dies nicht, beobachten Sie alles einfach wie vorbeiziehende Wolken.
- Dann stellen Sie die Klangschale zur Seite und spüren mit geschlossenen Augen eine Weile nach.
- Wenn Sie soweit sind, atmen Sie einige Male tief durch, recken und strecken sich, öffnen langsam Ihre Augen und kommen dann erfrischt in den Alltag zurück.

Anwendungstipp

Die feinen Klangvibrationen unterstützen nicht nur die körperliche Entspannung, sondern regen auch die Durchblutung an. Daher ist diese kleine Übung gerade bei Menschen, die oft kalte oder geschwollene Füße haben, sehr beliebt. Immer wieder berichten mir Seminarteilnehmer, dass sich die Beschwerden durch regelmäßige Klangübungen für die Füße nachhaltig verbesserten und sich die Füße nach der Klangübung warm und durchblutet anfühlen.

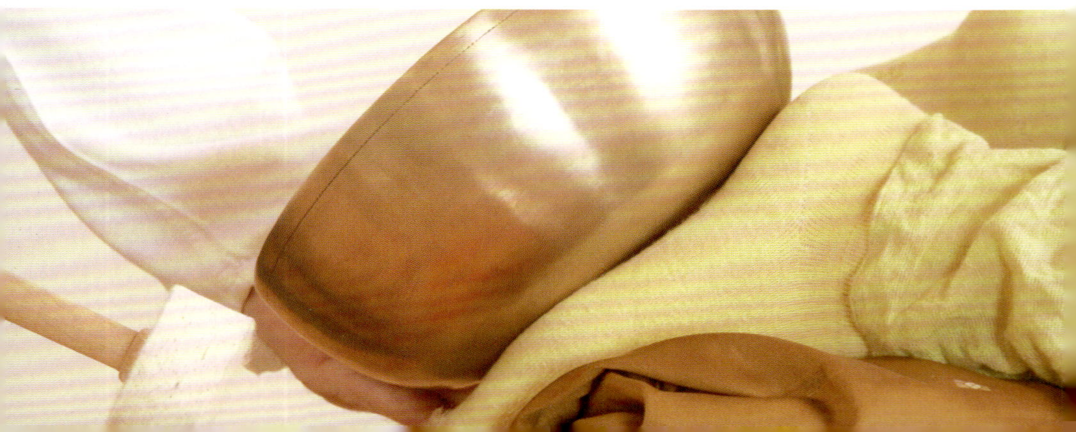

Fußbad mit Klang

Besonders belebend und erfrischend ist ein Fußbad mit Klang. Wie im Kapitel „Klangschalen und Wasser" (S. 24) beschrieben, breiten sich die Klänge im Wasser besonders gut aus und erreichen so gleichmäßig die im Wasser befindlichen Füße und Beine. Sie brauchen dafür eine Wanne, die groß genug ist, dass Ihre Füße darin Platz haben und eine Klangschale auf dem Wasser schwimmen kann. Ideal ist eine tiefe Duschwanne oder eine Badewanne.

Übungsvariation

- Füllen Sie eine Wanne mit warmen Wasser. Wenn Sie mögen, können Sie zusätzlich ein Pflegeprodukt ins Wasser geben.
- Machen Sie es sich vor der Wanne auf einem Stuhl bequem und setzten Sie Ihre Füße in das angenehm warme Wasser.
- Nun lassen Sie die Klangschale auf der Wasseroberfläche schwimmen und klingen sie sanft an.
- Beobachten Sie, wie sich die Klangschwingungen rund um die Schale ausbreiten.
- Wenn es für Sie angenehm ist, schließen Sie die Augen. Fühlen Sie, wie die Klänge Ihren Körper erreichen und diesen sanft massieren. Genießen Sie dieses Gefühl!
- Klingen Sie die Schale mehrere Male an, so, wie es für Sie stimmig ist.
- Dann nehmen Sie die Klangschale aus dem Wasser.
- Nehmen Sie sich noch einige Momente Zeit und spüren Sie einfach nach.
- Wenn Sie soweit sind, öffnen Sie die Augen, recken und strecken sich, nehmen die Füße aus dem Wasser und trocknen sie ab.
- Im Anschluss an die Übung kann es sehr angenehm sein, die Füße in vorgewärmte Wollsocken zu stecken.

Alternativ könnten Sie diese Übung auch mit einer sogenannten XL-Klangschale durchführen. Dieser Klangschalentyp ist so groß, dass eine erwachsene Person beide Füße darin baden kann.

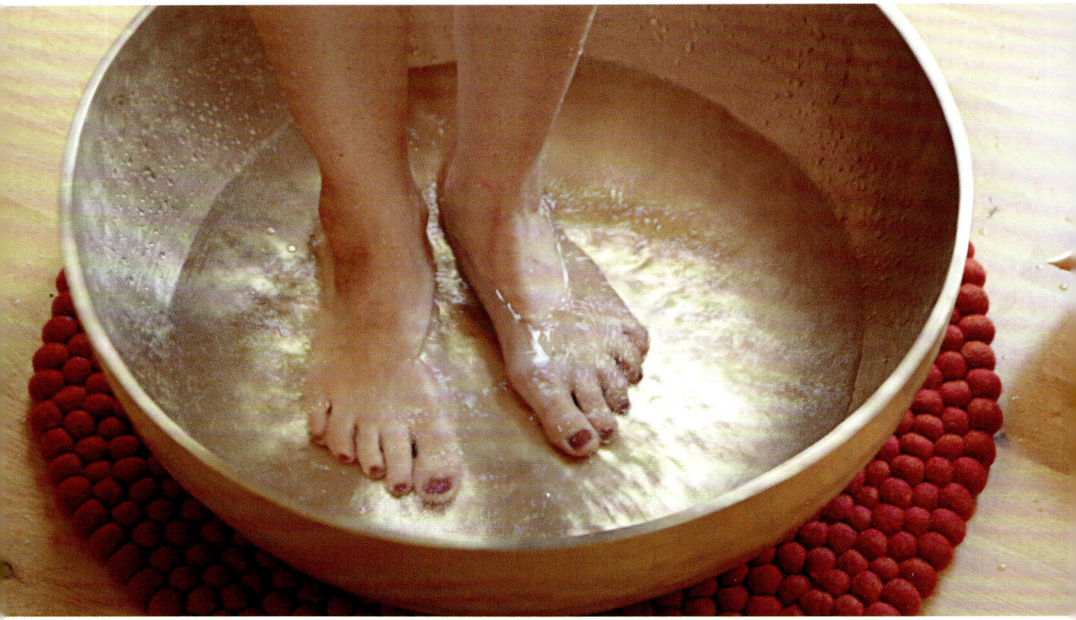

Ein entspannendes Klang-Fußbad macht müde Füße wieder munter.

Gerade bei den Klangübungen im Wasser möchte ich Sie noch einmal an das Weniger-ist-mehr-Prinzip erinnern. Je kräftiger Sie die Klangschale anschlägeln, desto kräftiger kommt das Wasser in Bewegung und desto stärker sind die Impulse an den Körper. Beginnen Sie hier sanft und geben Sie sich viel Zeit zum Lauschen, Wahrnehmen und vor allem zum Nachspüren.

Aus der Praxis:
Aus ihrer therapeutischen Arbeit an der Fachklinik Hofheim weiß Lilo Bako, dass besonders Schmerzpatienten die wohltuende Wirkung der Klänge im warmen Wasser genießen (vgl. DVD deutsch/english: Peter Hess-Klangmassage in der therapeutischen Praxis, Verlag Peter Hess 2013).

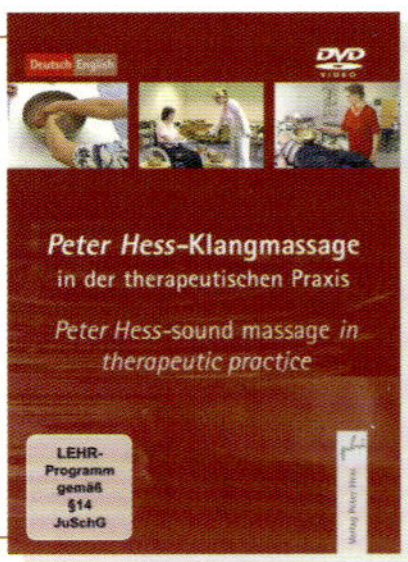

Klangentspannung für die Kniegelenke

Unsere Gelenke müssen täglich viel leisten und können bei Überbelastung anfällig für „Blockaden" sein. Bei vielen Menschen betrifft das vor allem die Knie. Hier können die lockernden Klangschwingungen eine wohltuende Entspannung bewirken.

Übung

- Machen Sie es sich auf einem Stuhl bequem, sodass Ihre Knie entspannt und etwa im rechten Winkel zum Boden stehen. Wenn der Stuhl zu hoch ist, legen Sie eine oder mehrere Decken unter Ihre Füße, sodass Sie wirklich ganz bequem sitzen.
- Nun halten Sie die Klangschale von vorne an Ihr Knie. Stützen Sie sie dabei von unten mit ein oder zwei Fingern ab. Achten Sie darauf, dass Sie die Klangschale nur am unteren Rand berühren, um die Schwingung nicht zu beeinträchtigen.
- Nun schlägeln Sie die Klangschale behutsam an.
- Nehmen Sie wahr, wie sich die Klangschwingungen nach und nach von der Klangschale aus in alle Richtungen ausbreiten.
- Die Klänge durchdringen ganz sanft Ihr Kniegelenk und die feinen Vibrationen bringen Knorpel, Sehnen, Bänder ... in Schwingung. Fühlen Sie, wie sich Entspannung ausbreitet und das Gewebe durchblutet wird?
- Schlägeln Sie die Klangschale mehrere Male an und stellen Sie sie dann zur Seite.
- Nun nehmen Sie sich wieder einige Augenblicke Zeit zum Wahrnehmen.
- Gibt es Unterschiede zwischen dem Knie, das eben mit den Klängen verwöhnt wurde und dem anderen? Fühlen Sie eine Veränderung in Ihrem Gelenk?
- Wenn Sie soweit sind, führen Sie die Übung auch noch auf dem anderen Knie durch.

- Abschließend nehmen Sie sich noch einmal Zeit, um nachzuspüren.
- Vergleichen Sie wieder die beiden Knie und nehmen Sie evtl. Veränderungen wahr.
- Genießen Sie die wohlige Entspannung und Ruhe nach den Klängen, bevor Sie wieder in Bewegung kommen und mit einigen tiefen Atemzügen wieder ganz im Hier und Jetzt ankommen.

Wie bereits im Kapitel „Positionierung auf dem Körper“ (S. 41) erwähnt, gibt es verschiedene Hilfsmittel, um die Klangschale optimal an solch unebenen Flächen wie dem Knie zu positionieren. Z.B. kann die Saugscheibe mit Griff (S. 42) ein ideales Hilfsmittel sein. Für die professionelle Klangarbeit gibt es auch noch eine ganz besondere Klangschale, die sogenannte „Bolo-Klangschale“. Wie Sie auf dem Bild sehen, hat diese Schale im Boden einen Ausschnitt, daher auch die Bezeichnung **Bolo=Bodenloch**. Durch den runden Ausschnitt kann diese Schale optimal auf Knien oder Schultern positioniert werden. Zudem bietet diese Schale über den Bodenausschnitt eine besonders intensive Schwingung.

Mit der sogenannten Bolo-Klangschale lässt sich selbst eine Klangentspannung für die Knie mühelos durchführen.

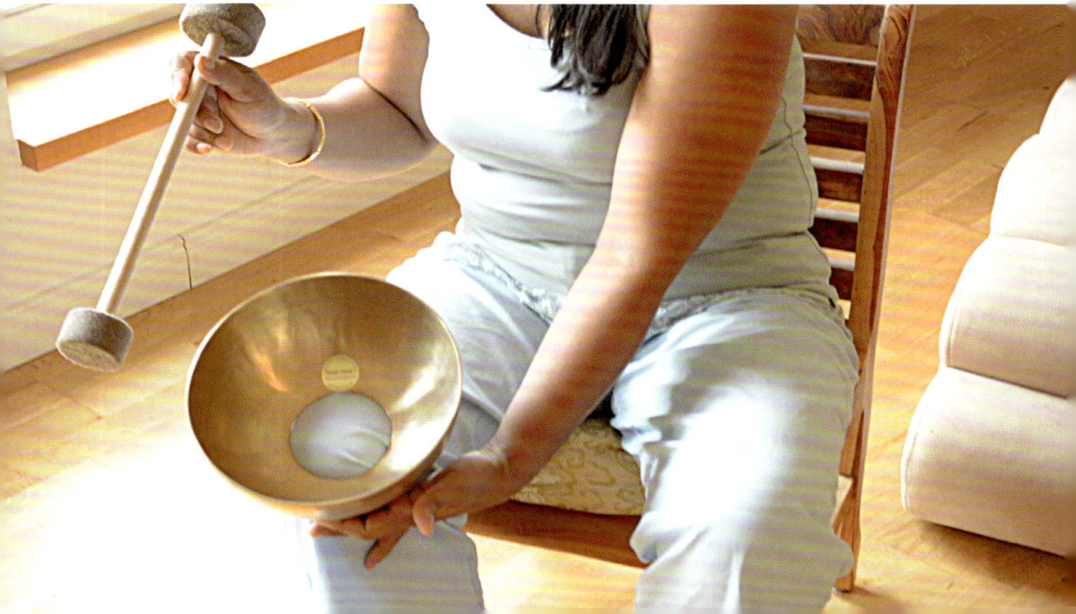

Anwendungstipp

Diese Übung ist eine gute Präventionsmöglichkeit, gerade für altersbedingte Kniebeschwerden. Natürlich sollten Sie Kniebeschwerden immer ärztlich abklären lassen. Die Klangentspannung kann aber eine ideale Ergänzung sein, um diesem Bereich etwas Gutes zu tun. Einige Minuten täglich genügen, um die Kniegelenke sanft zu lockern und die Durchblutung anzuregen.

Seminar-Tipp:
Viele weitere Anregungen zur Stärkung Ihrer Gesundheit erhalten Sie in dem Seminar **„Gesundheitsförderung und Prävention mit Klangschalen für Körper, Geist und Seele"** (vgl. S. 128).

Klangentspannung für den Rücken

Fast jeder Erwachsene hat schon mal Bekanntschaft mit Rückenbeschwerden gemacht. Stress oder einseitige Belastungen (z.B. Sitzen am Computer) führen zu Verspannungen und Schmerzen. Am häufigsten sind der untere Rücken (Lendenwirbelbereich) und/oder die Nacken- und Schulterpartie betroffen. Die Klänge können hier eine wirkungsvolle Methode sein, um Verspannungen sanft zu lockern und die entsprechende Körperpartie wieder geschmeidig werden zu lassen.
Es ist zwar möglich, den Rückenbereich alleine mit den Klängen zu verwöhnen, ideal ist es allerdings, wenn man für diese Übungen einen Partner hat.

Die nachfolgenden Übungen werden in Bauchlage durchgeführt. Um es sich möglichst bequem zu machen, nehmen Sie Hilfsmittel zur Hand. Wie im Kapitel „Positionierung der Klangschale" (vgl. S. 41) beschrieben, stehen hierfür in der professionellen Klangarbeit verschiedene Kissen und Rollen zur Verfügung, aber Sie können auch alltägliche Gegenstände nutzen.

Für diese Übung empfehle ich:

- eine zu einer Rolle geformten Decke, die Sie unter die Füße legen, sodass die Knie leicht gebeugt und damit entlastet sind;
- ein dünneres oder dickeres Kissen, das Sie unter den Oberbauch legen, sodass der Rücken entspannt ist;
- ein weiches, kleines Kissen, mit dem Sie die Schulter bequem positionieren können;
- und ein festes kleines oder dickes Kissen für den Kopf.

Klangentspannung für den Lendenwirbelbereich

Wie Sie auf dem Bild sehen, ist es mit etwas Beweglichkeit möglich, sich selbst eine Klangschale auf den unteren Rücken zu stellen und „blind" anzuschlägeln. Dies bedarf aber etwas Übung und ist sicher nicht jedem möglich. Um nicht den gegenteiligen Effekt zu erhalten – nämlich Verspannungen – sollten Sie diese Übung allerdings nur dann alleine durchführen, wenn diese Position für Sie wirklich angenehm ist und Sie dabei auch gut entspannen können.

Die Klangentspannung für den Rücken erfordert etwas Übung - ist aber sehr wohltuend.

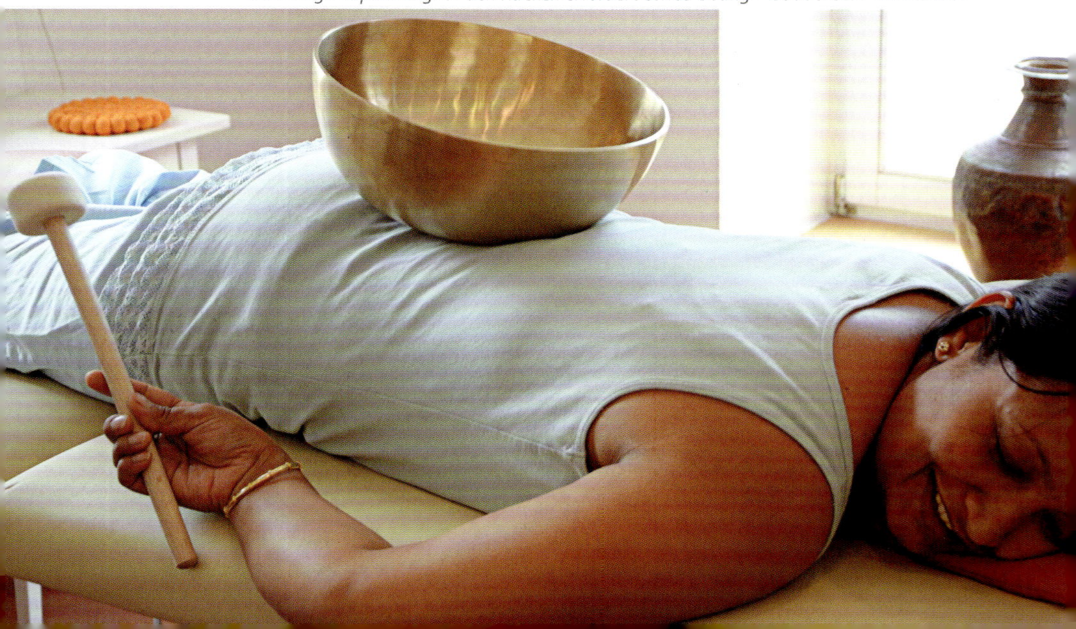

Übung

- Legen Sie sich in Bauchlage hin und positionieren Sie die Klangschale auf Ihrem Lendenwirbelbereich.
- Machen Sie es sich so bequem wie möglich und achten Sie besonders auf eine entspannte Lage des Kopfes.
- Stützen Sie den Arm, mit dem Sie die Schale anklingen möchten, so ab, dass Sie ihn in den Anschlagpausen bequem ablegen können.
- Nun schlägeln Sie die Klangschale vorsichtig an.
- Legen Sie dann den Arm ab, sodass Sie ganz entspannt den Klängen lauschen und die Vibrationen spüren können. Wie fühlt sich das Gewicht der Klangschale auf Ihrem unteren Rücken an? Können Sie wahrnehmen, wie sich die Schwingungen sanft und wie konzentrische Wellen ausbreiten? Spüren Sie hin, nehmen Sie wahr – alles darf sein.
- Die Klänge sind kaum noch zu hören, aber Sie fühlen die Vibrationen noch weiter schwingen. Erst wenn die Schale wieder völlig ruhig ist, schlägeln Sie sie erneut an.
- Für den Anfang reichen etwa 2-3 Minuten. Wenn es Ihnen gut tut, dann darf es später ruhig etwas mehr sein!
- Geben Sie sich Zeit und genießen Sie das wohlige Gefühl der Entspannung.
- Dann legen Sie Klangschale und Schlägel beiseite und gönnen Sie sich einige Momente des Nachspürens. Gibt es einen Unterschied zu vorher? Fühlt sich der Bereich vielleicht freier oder wärmer an?
- Wenn es für Sie stimmig ist, nehmen Sie noch ein paar tiefe Atemzüge, beginnen Sie sich zu bewegen und kommen in einer den Rücken schonenden Weise langsam ins Sitzen.
- Gönnen Sie Ihrem Kreislauf noch einige Augenblicke, bevor Sie wieder zum Stehen kommen.

Klangentspannung für den Schulter-/Nackenbereich

Ähnlich, wie eben beschrieben, können Sie auch für den Schulter-/Nackenbereich vorgehen.

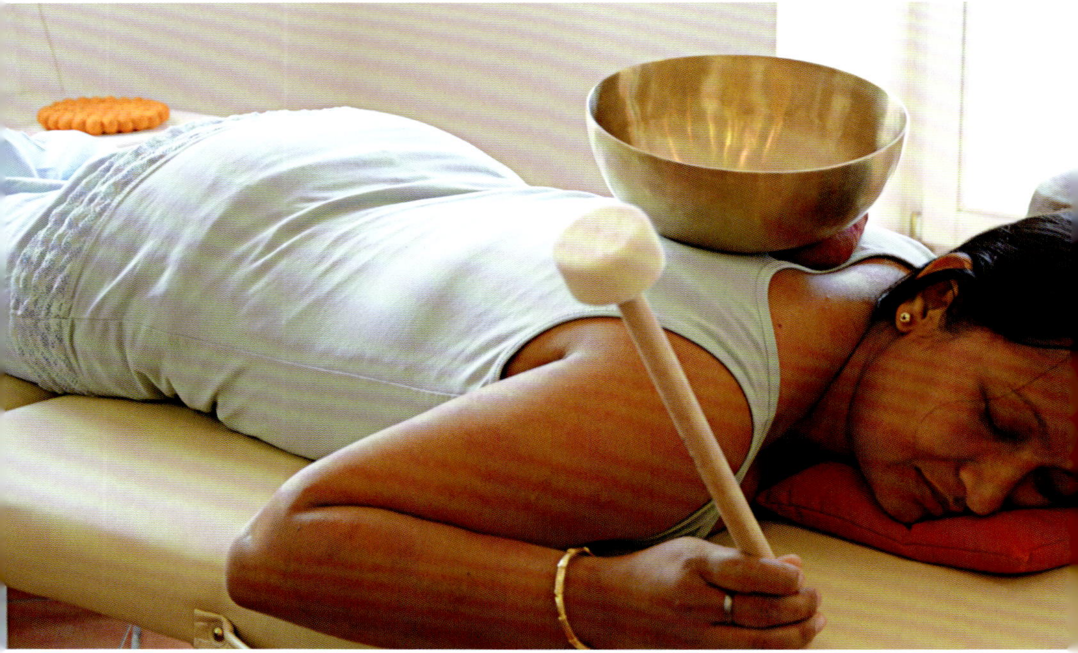

Die Klangschwingungen lockern sanft Verspannungen im Schulter-/Nackenbereich.

Übung

- Machen Sie es sich in Bauchlage bequem und positionieren Sie die Klangschale zwischen Ihren Schulterblättern (Hinweis: Die Klangschale darf nicht auf dem Hinterkopf bzw. Schädelknochen aufliegen!).
- Achten Sie wieder auf eine besonders entspannte Lagerung der Halswirbelsäule und des Kopfes. Und auch der Arm sollte wieder entspannt zwischen den Intervallen abgelegt werden können.
- Da die Klangschale jetzt sehr nahe am Kopf steht, sollten Sie sie besonders zart anklingen.

- Legen Sie Ihren Arm ab und spüren Sie nach. Wie fühlt sich das Gewicht der Klangschale zwischen Ihren Schultern an? Fühlen Sie, wie die Schale schwingt und sich die Vibrationen vom Schalenboden aus kreisförmig ausbreiten?
- Nehmen Sie sich Zeit, genau hinzuspüren und sich selbst zu beobachten, ohne das Beobachtete zu bewerten.
- Lassen Sie die Klangschale ganz ausschwingen, bevor Sie sie erneut anklingen.
- Wiederholen Sie dies etwa 2-3 Minuten lang, wenn Sie mögen, auch etwas länger.
- Dann legen Sie die Klangschale und den Schlägel zur Seite und genießen die Ruhe und Entspannung. Nehmen Sie einen Unterschied zu vorher wahr?
- Geben Sie sich Zeit, und wenn Sie soweit sind, atmen Sie tief durch und beginnen Sie dann, sich langsam zu bewegen.
- Nach und nach kommen Sie in einer den Rücken schonenden Weise ins Sitzen, halten noch einmal inne und stehen dann erst auf.

Klangentspannung für den gesamten Rücken als Partnerübung

Die nachfolgende Klangentspannung für den gesamten Rücken ist eine Partnerübung. Für diese Übung sollten Sie pro Person 15-20 Minuten einplanen. Wichtig für die Durchführung ist es, dass sowohl Klang-Empfangender als auch Klang-Gebender eine wirklich angenehme Position einnehmen.

Ideal ist es, wenn Sie zwei verschiedene Filzschlägel zur Verfügung haben: einen großen, weichen Schlägel und einen kleinen, härteren. So können Sie der Klangschale die Frequenzspektren entlocken, die die verschiedenen Körperpartien besonders gut ansprechen (vgl. S. 45).

Übung

- Sie können die Übung auf dem Boden oder auf dem Sofa (ideal wäre auf einer Massagebank) durchführen – je nachdem, wie es für Sie beide angenehmer ist.
- Machen Sie es sich beide möglichst bequem, sodass Sie gut entspannen können.
- Bevor der Klang-Gebende die leicht vorgewärmte Klangschale aufstellt, berührt er den Klang-Empfangenden ganz leicht an der jeweiligen Stelle, sodass dieser sich auf die Klänge vorbereiten kann.

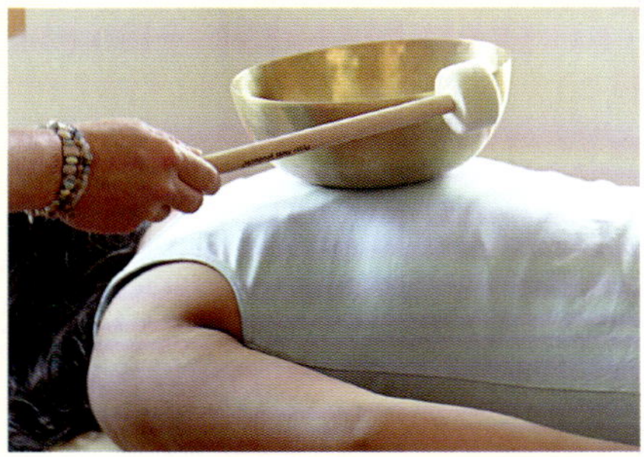

- Sie beginnen die Klangentspannung auf der Mitte des Rückens in Höhe von Brustwirbelsäule/Solarplexus.
- Klingen Sie die Klangschale mit dem großen Filzschlägel behutsam an, sodass die tiefen Klänge dominieren.
- Die Klänge breiten sich vom Schalenboden langsam aus und durchströmen nach und nach den ganzen Körper.
- Durch die hör- und fühlbaren Klänge und den Klangfluss, der im Körper wahrnehmbar ist, tritt in der Regel schnell eine wohlige Entspannung ein.
- Vielleicht fragen Sie nach, ob die Anschlagstärke so angenehm ist. Vielleicht braucht es auch noch einer kleinen Korrektur der Liegeposition.
- Lassen Sie die Klangschale vollkommen ausklingen, bevor Sie sie erneut anklingen.
- Ich empfehle Ihnen für den Anfang, die Klangschale auf jeder Position etwa 2-3 Minuten anzutönen.

- Wenn die Klangschale ausgeklungen ist, stellen Sie sie von der Brustwirbelsäule auf den unteren Lendenwirbelbereich.
- Auch hier bringt der große Filzschlägel wieder besonders tiefe Töne für diesen Bereich hervor.

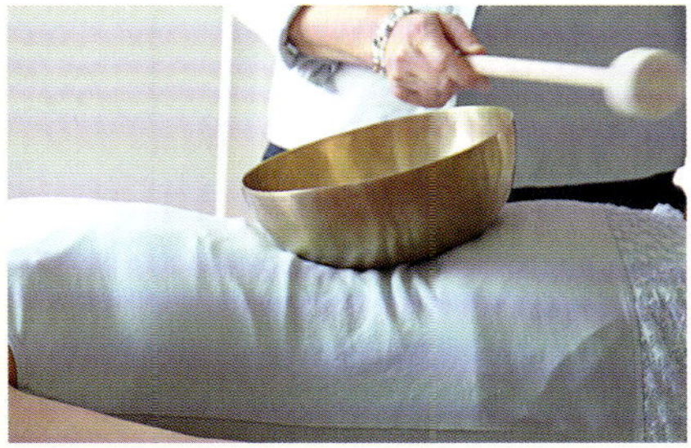

- Die regelmäßigen Schwingungen breiten sich sanft aus. Die Zellen, die noch in Muskelverhärtungen und Blockaden „gefangen" sind, werden nach und nach zum Schwingen gebracht.
- Mentale Probleme wie Zweifel, Unsicherheit oder Ängste können losgelassen werden. Die Gedanken kommen zur Ruhe.

- Als nächstes stellen Sie die Klangschale auf die Mitte des Gesäßes (Steißbeinbereich) und klingen die Schale mit dem großen Filzschlägel an.
- Ihr Partner genießt die Klangschwingungen in diesem Bereich, der immer freier wird. Ordnung und Harmonie kehren wieder ein.

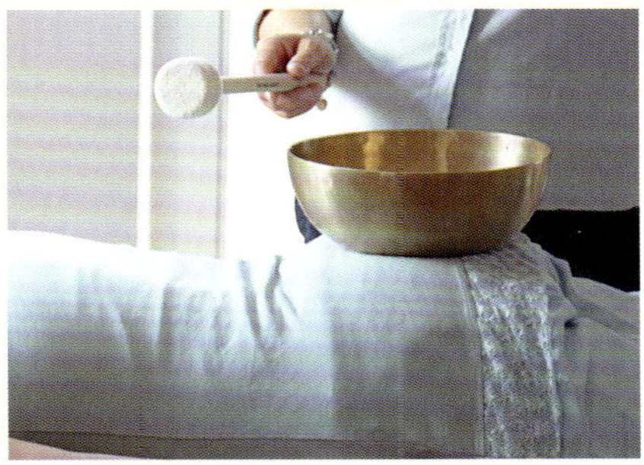

- Anschließend stellen Sie die Klangschale wieder zurück auf die Ausgangsposition und klingen sie noch dreimal an.

- Dann positionieren Sie sie zwischen den Schulterblättern auf dem Nacken. (Hinweis: Die Klangschale darf nicht auf dem Hinterkopf bzw. Schädelknochen aufliegen!).
- Sanft und regelmäßig klingen Sie die Schale nun mit dem kleinen, härteren Filzschlägel an, sodass die höheren Frequenzen der Klangschale in den Vordergrund treten.

- So breitet sich auch im Nackenbereich langsam eine wohlige Entspannung aus.
- Die Klangschwingungen erreichen dabei auch den Kopf, weswegen hier besonders behutsam vorgegangen werden muss.

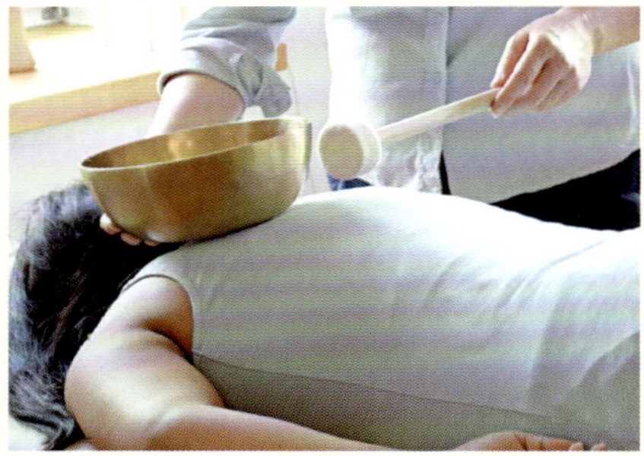

- Nun stellen Sie die Klangschale zuerst auf den rechten Schulterbereich und schlägeln sie in regelmäßigem Abstand an.
- Nach einigen Anschlägen lassen Sie die Klangschale ausklingen und setzen diese auf den linken Schulterbereich.
- Auch hier wird sie einige Male mit dem kleinen Filzschlägel angeklungen.

- Abschließend stellen Sie die Klangschale wieder zurück auf die Mitte des Rückens in Höhe Brustwirbelsäule/Solarplexus und klingen sie noch einige Male mit dem großen Filzschlägel an.

- Lassen Sie die Klangschale vollkommen ausklingen, bevor Sie sie vom Körper nehmen. Geben Sie Ihrem Partner dann einige Minuten Zeit zum Nachspüren.
- Bleiben Sie mit Ihrer Aufmerksamkeit noch bei ihm und warten Sie, bis er die Augen öffnet.
- Danach tauschen Sie sich aus, wie es Ihnen beiden während der Klangentspannung ergangen ist. Es hat sich bewährt, dass dabei der Klang-Empfangende beginnt.
- Sollte der Klang-Empfangende eingeschlafen sein, könnte eine leichte Berührung helfen, damit er ganz allmählich und sanft wieder im Hier und Jetzt ankommt.

Vielleicht ergeben sich im Gespräch kleine Veränderungswünsche für das nächste Mal, wie z.B. der Wunsch, einzelne Bereiche auszulassen oder bei anderen Bereichen länger oder kürzer die Klangentspannung anzubieten.

Diese kleine Rückenentspannung ist ein Auszug aus dem Ablauf einer klassischen Klangmassage, wie wir sie seit 30 Jahren am Peter Hess® Institut (PHI) lehren. Bei der sogenannten Basis-Klangmassage, die etwa eine Stunde dauert, kommen drei Klangschalentypen zum Einsatz: die große Herzschale, die Universalschale und die große Beckenschale (vgl. S. 142 ff). Ergänzt wird dieses Basis-Set meist noch durch eine Kopfschale oder eine Zimbel, mit der der Abschluss der Klangmassage signalisiert wird.

Bei einer Klangmassage kommen verschiedene Klangschalentypen zum Einsatz.

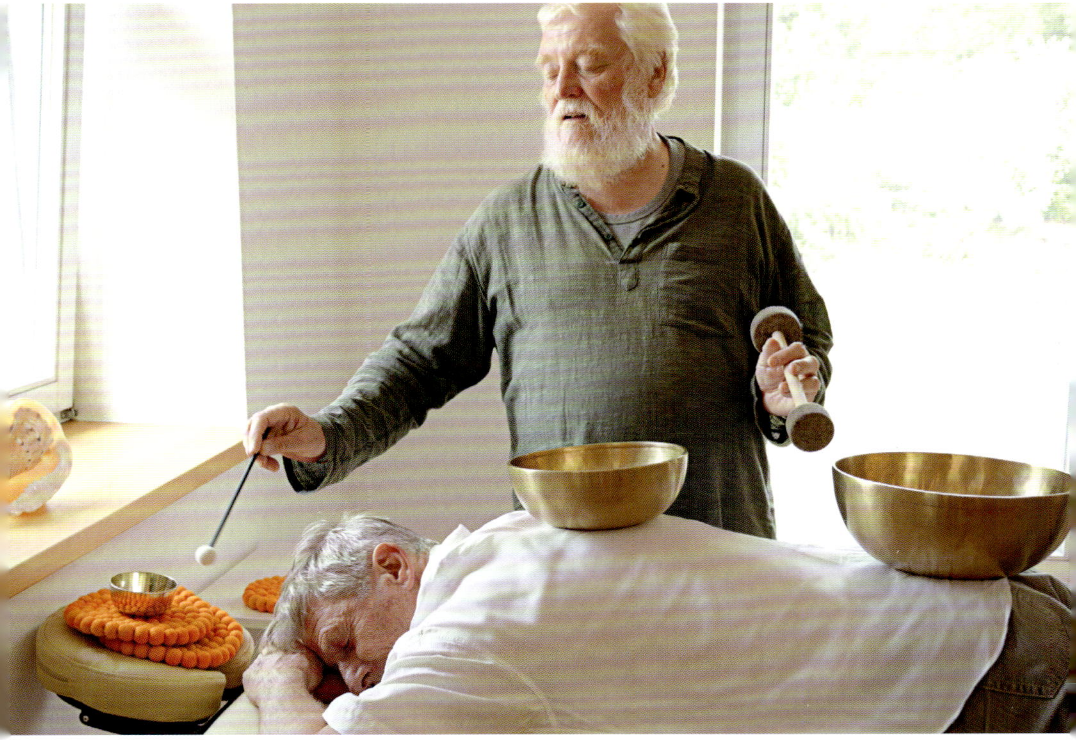

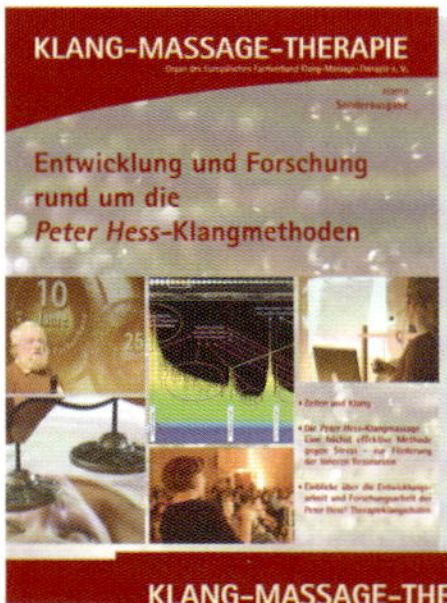

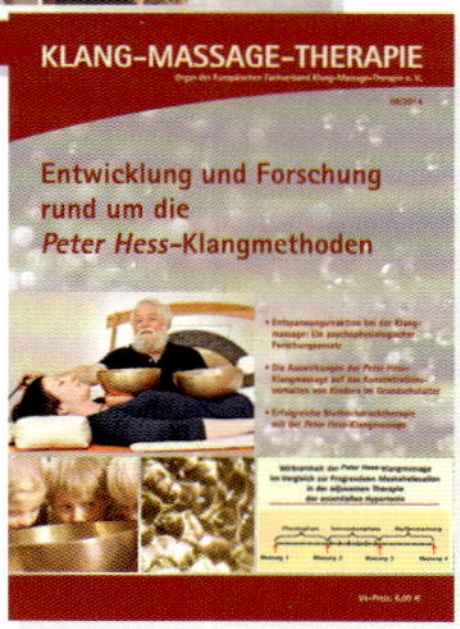

Aus der Forschung:

Regelmäßige Klangmassagen können nachweislich helfen, Stress zu reduzieren und das Wohlbefinden in und mit dem eigenen Körper zu steigern (vgl. Buch: Peter Hess-Klangmethoden im Kontext von Forschung und Wissenschaft, 2010, S. 88-121).

Der Berliner Kardiologe Jens Gramann konnte zeigen, dass die entspannende Wirkung der Klangmassage auch bei stressbedingten Erkrankungen wie Bluthochdruck positive Effekte hervorruft (vgl. in Fachzeitschrift Klang-Massage-Therapie 9/2014, S. 29-33).

Viele weitere Informationen zu Forschungen und Projekten rund um die Peter Hess®-Klangmethoden finden Sie in der Infothek unter **www.fachverband-klang.de**

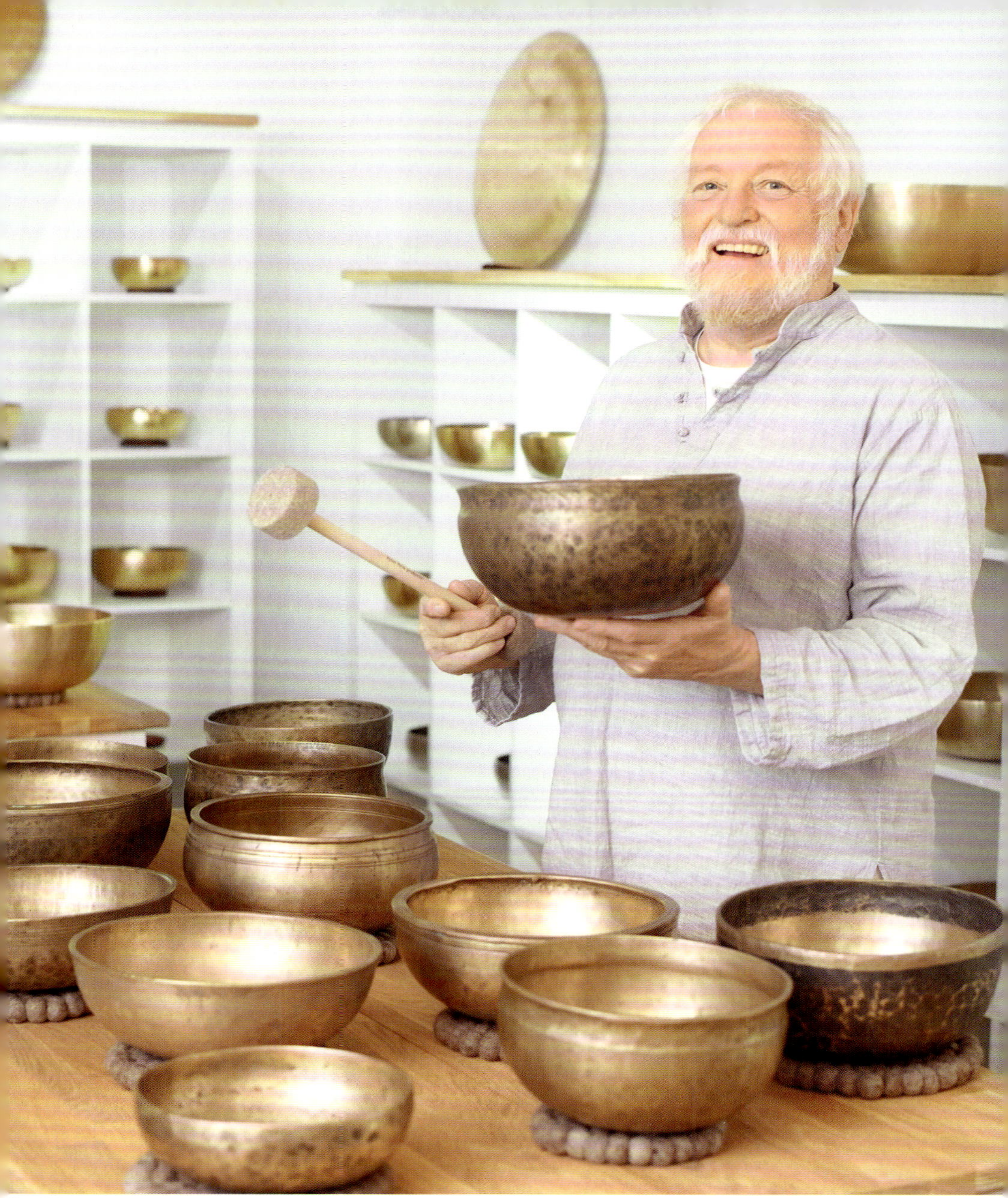

Das kleine Klangschalen-ABC

Das kleine Klangschalen-ABC

Der Ursprung der Klangschalen

Herkunft

Bis heute sind die genaue Herkunft und der Ursprung von Klangschalen nicht genau geklärt. In musikwissenschaftlichen Abhandlungen wird der ostasiatische Raum – also China, Japan und Burma als Herkunftsregion beschrieben. Im Metallzeitalter wurden dort die sogenannten Standglocken entwickelt, die als Vorläufer der Klangschalen gelten. Dies waren einfache, etwa halbkugelige Bronzegefäße, die mit der Öffnung nach oben auf dem Boden standen und am oberen Rand mit einem Holzklöppel angeschlagen wurden. Die Größe dieser frühen Metallinstrumente reicht von wenigen Zentimetern Durchmessern bis hin zu enorm großen Exemplaren von einem dreiviertel Meter Durchmesser. Die angeblich schwerste Tempelglocke, wie eine besondere Form der Standglocken auch genannt wird, soll mit einem Gewicht von 56.000 Pfund in Rangun in Birma (offiziell Myanmar) zu finden sein.
Die Tempelglocken, die auf mehr als 5.000 Jahre Geschichte zurückblicken können, ähneln unseren Kirchenglocken. Kirchenglocken sind in der abendländischen Kultur etwa ab dem 6. Jahrhundert zu finden, also erst seit circa 1.500 Jahren. Es wird vermutet, dass sich im Laufe der Zeit aus den Standglocken in den verschiedenen Verbreitungsgebieten die unterschiedlichen Formen von Klangschalen entwickelt haben, wie sie heute vor allem in Indien, Nepal, Tibet, Japan oder China zu finden sind.

Ursprüngliche Verwendung

Was die ursprüngliche Verwendung dieser besonderen Metallgegenstände angeht, ist man sich einig, dass sie sowohl als Signalgeber wie auch als Alltagsgegenstände genutzt wurden. Unter anderem wurden Speisen und Flüssigkeiten in den Metallschalen aufbewahrt, um sie mit Mineralien wie Eisen oder Kupfer und anderen Metallen anzureichern. Eine solche Verwendung von Metallen findet sich unter anderem in der

Ernährungslehre der mehr als 5.000 Jahre alten Tradition des Ayurveda oder auch der Alchemie. In der neueren Zeit verlor in Indien, Nepal und Tibet diese Funktion der Metalle zunehmend an Bedeutung. Es waren hauptsächlich die neuen naturwissenschaftlichen Erkenntnisse der modernen Medizin aus dem Westen, aber auch die veränderten Produktionstechniken, die das alte traditionelle Wissen zunehmend verdrängten. Und so wurden auch die metallenen Essschalen mehr und mehr durch Aluminium- und Plastik-, später durch Edelstahlgeschirr ersetzt. Damit ging das Wissen über die einstige Fertigungskunst zunehmend verloren.

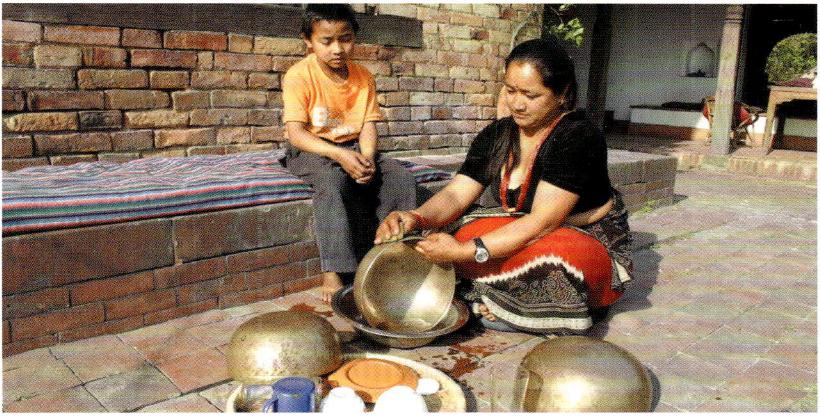

In Nepal werden die bronzenen Schalen heute noch zur Aufbewahrung von Speisen und Getränken benutzt.

Darüber hinaus wurden und werden die Metallschüsseln auch in Klöstern als Opfergefäße und von Bettelmönchen verwendet. Dabei handelt es sich aber nicht um Klangschalen in dem Sinne, wie wir sie kennen, sondern um einfache Gefäße, in denen die Opfergaben aufbewahrt werden. Bestimmte Formen, wie die japanischen Klangschalen (vgl. S. 107), werden auch seit jeher als Musikinstrumente genutzt. Und auch im traditionellen Zen-Buddhismus finden Klangschalen Anwendung. Häufig handelt es sich dabei um die sogenannten „Tempelglocken" (vgl. S. 108). Ihr Klang kennzeichnet Anfang und Ende der Meditation oder wird zur Begleitung von Rezitationen eingesetzt. Der Klang einer Klangschale eignet sich durch das langsame Ausklingen besonders gut, um in die Stille zu führen. (vgl. „Klang und Transzendenz" in Fachzeitschrift Klang-Massage-

Therapie 12/2017, S. 6-11). Daher nutzen heute auch immer mehr Yoga-Lehrer Klangschalen, um ihre Schüler in die Meditation zu führen. Gerade beim Yoga bietet sich auch eine direkte Kombination mit den Klangschalen an, wie sie beim Emily Hess®-Klangyoga vermittelt wird.

Die Verwendung der Schalen für rituelle Zwecke oder gar im Heilwesen scheint ausschließlich auf Legenden, Sagen und Mythen zu beruhen. Leider erfinden immer mehr Klangschalenverkäufer mystische Geschichten, um ihre Ware besser und teurer verkaufen zu können. Und immer häufiger hört man auch von Klangmethoden, die angeblich von einem tibetischen Mönch erlernt wurden. Auch wenn es vielleicht einen geheimen Gebrauch im Rahmen von Tranceritualen oder Heilungszeremonien gegeben haben sollte, hat dieser sicher nichts mit der Klangmassage oder Klangtherapie zu tun, wie wir sie heute hier im Westen kennen. Die Klangmassage mit Klangschalen, bei der die Klangschalen auf dem bekleideten Körper positioniert und nach einem bestimmten System angeklungen werden, habe ich seit 1984 entwickelt. Sie wurde im Laufe der vergangenen 30 Jahren zunehmend verfeinert und für bestimmte Einsatzbereiche weiterentwickelt. Sie ist also eine neue, westliche Methode.

Die Klangschale erobert den Westen

Ihren Einzug in den westlichen Kulturkreis hielten die Klangschalen Ende der 1960er Jahre. Es waren die Hippies, die den besonderen Wert dieser Gegenstände entdeckten. Die jungen Menschen waren einer Welt entflohen, die ihnen zu eng und zu materialistisch war. Sie wollten andere und neue Erfahrungen machen als ihre Eltern. Sie suchten unter anderem nach dem Sinn des Lebens. Ihre Reisen führten nach Indien oder Nepal. In Ashrams (klosterähnliche Meditationszentren) versuchten sie durch Meditationen und spezielle Übungen, ihr Bewusstsein zu verändern bzw. zu erweitern. Dabei stießen sie auch auf die „singenden" Schalen. Im spielerischen Umgang entdeckten sie die besondere Wirkung ihrer Klänge. Diese führten in einen Zustand der Ruhe und Gelassenheit, erzeugten Glücksgefühle und einen tranceähnlichen Zustand.

Sie waren von den Wirkungen fasziniert und brachten die Schalen mit nach Hause. Diese wurden nun in Konzerten und Meditationen eingesetzt, die ersten Schallplatten erschienen. So wurde aus den Schalen, die gut klangen und die in ihrem Heimatland oft nur als Essschalen genutzt wurden, Musikinstrumente.

Das zunehmende Interesse an Klängen in der New-Age- und Esoterik-Szene spiegelt sich auch in zahlreichen Büchern der 1980er Jahre. Der Musikjournalist Joachim Ernst Berendt hat mit der bereits erwähnten, 1981 im Südwestfunk erstmals gesendeten zweiteiligen Hörsoiree „Nada Brahma. Die Welt ist Klang" und seinen zahlreichen Büchern ein großes Publikum für das Thema Hören und Klänge begeistert. Ebenso bedeutend sind in diesem Zusammenhang die Bücher des französischen HNO-Arztes Alfred Tomatis wie z.B. „Der Klang des Universums", „Klangwelt Mutterleib" oder „Der Klang des Lebens".

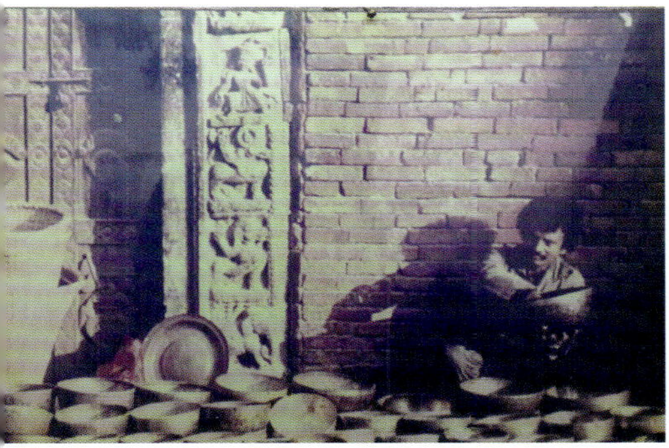

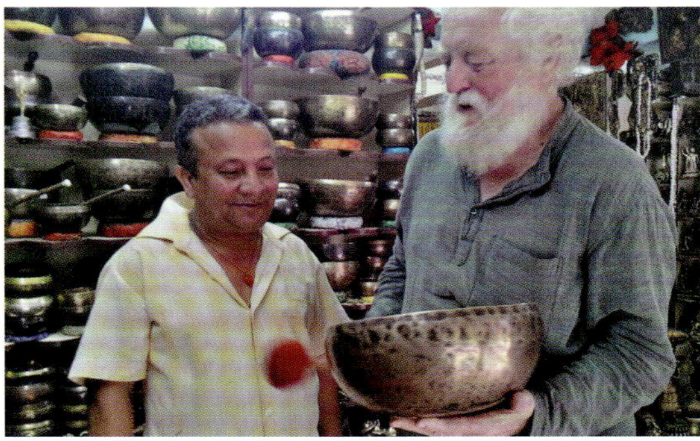

Lamsal ist ein Freund von Peter Hess, der ihn bereits vor 30 Jahren in Nepal bei der Suche nach geeigneten Klangschalen unterstützt hat und ihn auch heute noch berät.

Buch-Tipp:

Einen einmaligen Überblick über die verschiedenen Ansätze und Hintergründe der Arbeit mit Klängen gibt der etwa 200-seitige Theorieteil der Doktorarbeit von Christina Koller **„Der Einsatz von Klängen in pädagogischen Arbeitsfeldern"** (2007).
Kostenloser Download des Buchs unter:
https://www.verlagdrkovac.de/volltexte/978-3-8300-2852-9.htm

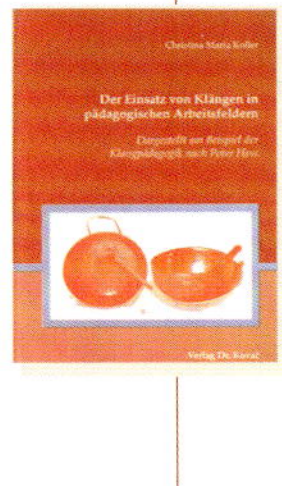

Das steigende Interesse an Klangschalen hat allerdings auch seine Schattenseiten. So werden immer mehr Klangschalen minderer Qualität auf dem Markt angeboten. Darüber hinaus entsteht ein zunehmendes Klangangebot, das wenig bis gar nicht fundiert ist. Dies führt leider dazu, dass Klangschalen heute immer noch schnell mit „Esoterik" in Verbindung gebracht werden. Wir vom Peter Hess® Institut und dem Internationalen Fachverband Klang-Massage-Therapie e.V. sind sehr bestrebt, hier Aufklärungsarbeit zu leisten und die Möglichkeiten und Hintergründe aufzuzeigen, wie und warum Klangschalen gezielt und professionell genutzt werden können.

Die traditionelle Fertigung

Grundsätzlich wird bei der Fertigung zwischen geschmiedeten und gegossenen Schalen unterschieden. Die klassischen Klangschalen, auch als „Tibetische Klangschalen" bezeichnet (vgl. S. 104), werden geschmiedet. Ich selbst habe parallel zur Entwicklung der Klangmassage begonnen, Klangschalen herstellen zu lassen, die optimal auf deren Bedürfnisse zugeschnitten sind. Bis uns dies gelungen ist, war es ein langer Weg, wie Sie in dem Kapitel „Rund um die Peter Hess®-Klangmassage" nachlesen können (vgl. S. 134). In unserer Herstellung ist es uns jedoch nach vielen Versuchen gelungen, das alte Wissen um die traditionellen Fertigungsprozesse wiederzubeleben. In diesen Prozess möchte ich Ihnen im Folgenden einen Einblick gewähren.

Die Materialzusammensetzung

Das Grundmaterial für die Klangschale ist eine Legierung aus fünf bis zwölf Metallen. Der Hauptbestandteil ist Bronze, also ein Gemisch aus Zinn und Kupfer. Dieses wird mit weiteren Metallen wie Eisen, Blei, Quecksilber, Gold und Silber versehen – die einzelnen Anteile sind zum Teil so gering, dass sie mit einer homöopathischen Potenz vergleichbar sind. Für eine optimale Klang- und Schwingungsqualität ist die genaue Zusammensetzung der Bronzelegierung entscheidend. In unserer Produktion verwenden wir nur hochwertige Metalle, die auch entsprech-

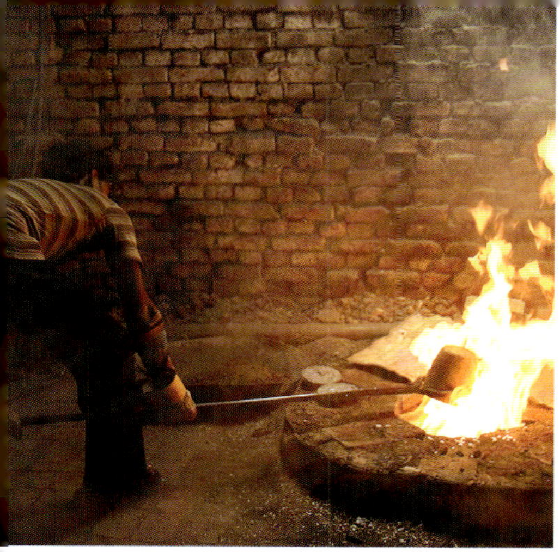
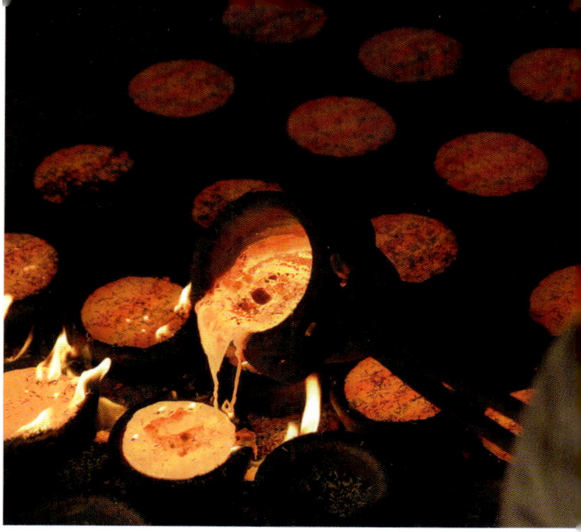
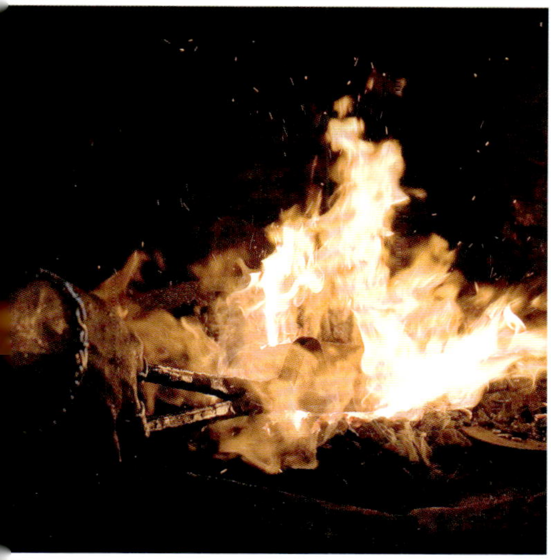
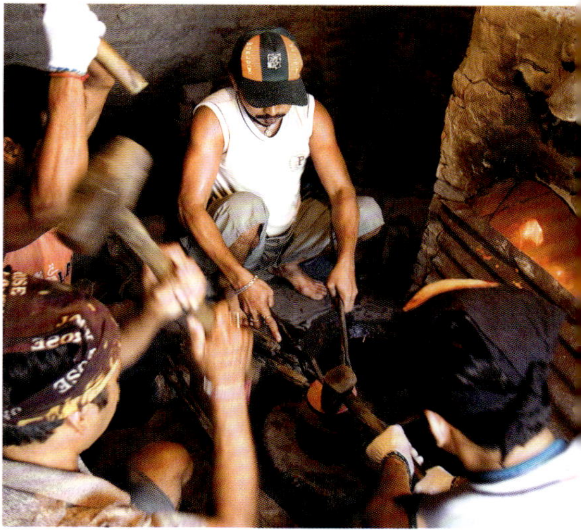
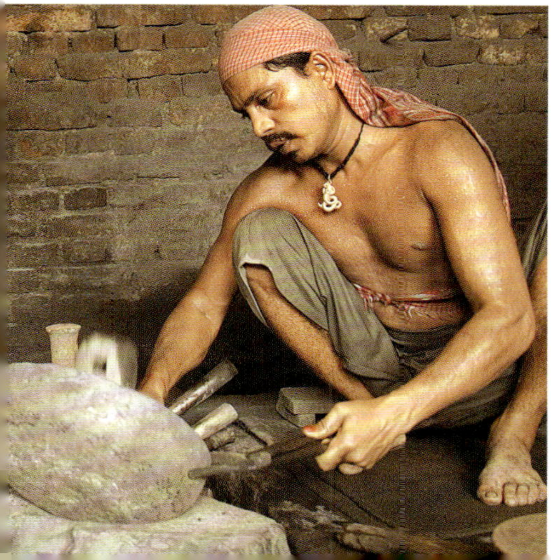
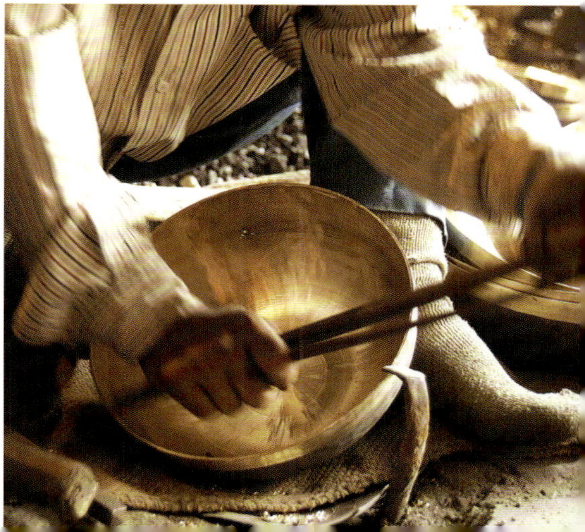

ende Qualitätsschalen hervorbringen. Eine bedauerliche Entwicklung der letzten Jahre ist, dass einige Hersteller auf minderwertige Metalle zurückgreifen, zum Teil sogar auf Schrottmetalle, um die Gewinnspanne möglichst hochzutreiben. Oft wird das teure Metall Zinn durch Zink oder Blei ersetzt – diese Metalle kosten nur circa 1/10 des Zinn-Preises. Die Ergebnisse sind minderwertige Klangschalen.

Die einzelnen Fertigungsschritte

Im Schmelztiegel werden die verschiedenen Metalle zu einer Schmelze verarbeitet und anschließend in eine dicke, linsenförmige Scheibe gegossen. Über die glühende Scheibe werden die Spelzen von Reisstroh gestreut, sodass der Sauerstoff gebunden wird, dabei bilden sich kleine Bläschen. Durch diesen Prozess wird vermieden, dass winzige Hohlräume in den späteren Klangschalenwänden entstehen, die beim Anschlägeln unerwünschte Nebengeräusche – wie eine Art Rasseln – erzeugen würden.

Nun beginnt der eigentliche, aufwendige Schmiedeprozess. Je nach Klangschalengröße sind daran zwischen 3-6 Handwerker beteiligt. Der Rohling wird im perfekten Rhythmus durch unzählige Hammerschläge zur Schale getrieben. Je nach Größe wird er bis zu 100 Mal im Holzkohlenfeuer immer wieder zum Glühen gebracht und in einer speziellen Flüssigkeit abgeschreckt, wodurch der eigentliche Klang entsteht. Nach etwa 20-30 Schmiedevorgängen ist die Grundform erkennbar. Durch verschiedene Schmiedetechniken erhält die Klangschale nun ihre endgültige Form. Die grobe Reinigung der Oberfläche erfolgt heute durch Abdrehen, Ausschaben per Hand und maschinelles Polieren – dabei entsteht die typisch glänzende Oberfläche. Im anschließenden feinen Reinigungsprozess wird die Schale per Hand mit einem Gemisch aus der Asche von Reisstroh und Senföl poliert. Abschließend wird die Oberfläche zum Schutz mit einer sehr dünnen Schicht Senföl versiegelt.

Qualitätskontrolle bei den Klangschalen von Peter Hess

Ich kann nicht sagen, wie es bei anderen Herstellern ist, aber in unserer Produktion durchlaufen die Klangschalen nach diesem aufwendigen

Herstellungsprozess strenge Kontrollen vor Ort und später auch noch einmal in unserem deutschen Handelszentrum in Bruchhausen-Vilsen. Nur die Klangschalen, die den entsprechenden Klang- und Schwingungscharakter unserer verschiedenen Qualitätsstufen (vgl. S. 137) aufweisen, kommen in den Handel, die anderen werden wieder eingeschmolzen oder preiswert als Zierschalen verkauft.

Die hochwertigen Peter Hess® Therapieklangschalen garantieren eine optimale Klang- und Schwingungsqualität.

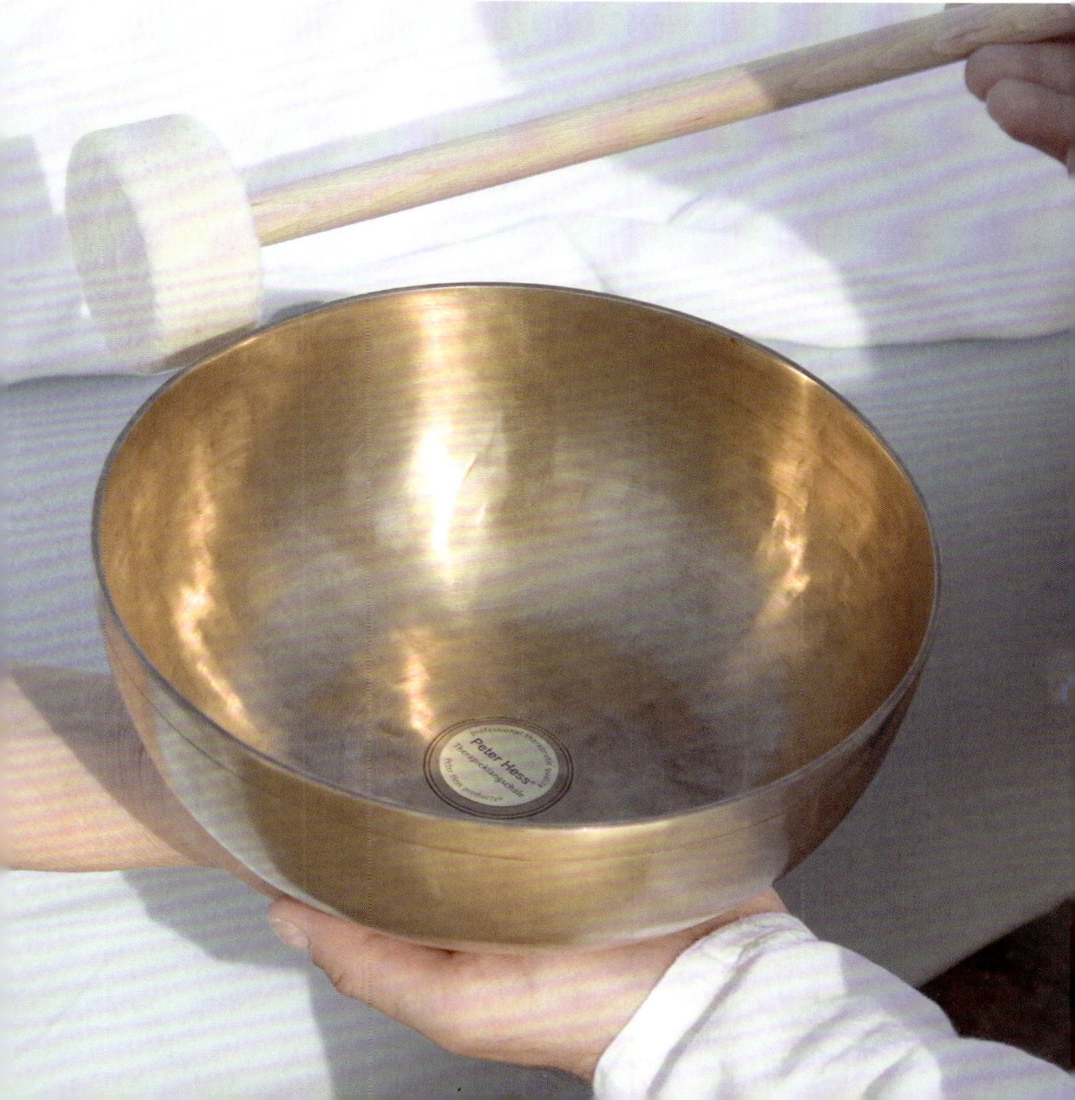

Arten von Klangschalen

Aufgrund der verschiedenen Verbreitungsgebiete und Fertigungstechniken sind im Laufe der Zeit unterschiedliche Arten von Klangschalen entstanden. So gibt es heute Klangschalen diversester Form, Größe und Klangfarbe. Es gibt flache und hohe Schalen mit einem Durchmesser von etwa 10-30 Zentimeter. Je nach Metallzusammensetzung und Größe variiert das Gewicht zwischen 200 Gramm bis hin zu teilweise 4 Kilogramm. I.d.R. haben die Schalen eine glatte Oberfläche, gelegentlich sind sie aber auch mit eingravierten Schriftzügen oder Ornamenten versehen. Manche Schalen sind glänzend, andere wirken aufgrund ihrer matten, mit einer Patina überzogenen Oberfläche sehr alt. Die Nachfrage nach antiken Schalen hat dazu geführt, dass neue Schalen gezielt auf alt gemacht werden, indem sie z.B. für mehrere Jahre in Gebrauch genommen werden oder man sie für einige Jahre vergräbt und so einem schnellen Alterungsprozess unterzieht. Das gehört aber nicht zu unserer Unternehmensphilosophie. Qualitativ hochwertige antike Schalen, wie ich sie in den 1980er Jahren in Nepal noch fand, sind heute kaum noch zu bekommen. Wenn doch, dann haben Sie Glück, werden aber wahrscheinlich dafür auch einen stolzen Preis bezahlen.
Klangschalen sind heute in fast jedem Esoterik- und Musikladen zu bekommen. Im Folgenden möchte ich einen Überblick über die am häufigsten vorkommenden Arten von Klangschalen und ihre je typische Charakteristika geben.

Tibetische Klangschale

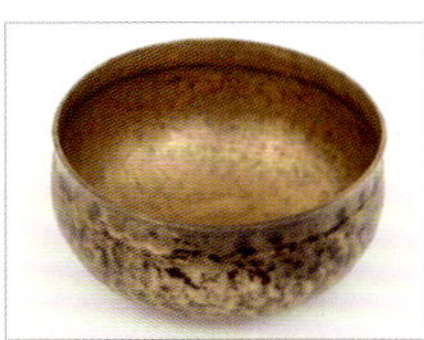

Dies ist die klassische Klangschale, die eine weite und auslandende Form aufweist. Sie ist in unterschiedlichen Größen bis etwa 4 Kilogramm erhältlich. Es gibt diese Schalen mit einem dünnen wie auch mit einem verstärkten, dicken Rand. Die „Tibetische Klangschale" weist normalerweise die typischen Spuren der Hämmer auf, mit denen sie bearbeitet wurde. Gerade alte Exemplare sind manchmal mit geheimnisvoll wirkenden Schriftzeichen oder Gravuren versehen. Diese Klangschalenart weist den typischen, obertonreichen Klangschalensound auf und fasziniert durch ihren sphärisch anmutenden Klang. Hingegen sind Gravuren von Buddha-Figuren eine Erscheinung neuerer Produktionen.

Die Bezeichnung als „Tibetische Klangschale" ist irreführend, denn diese Schale wurde normalerweise in Nepal oder Indien gefertigt. Auf meinen zahlreichen Reisen durch Tibet konnte ich nie Klangschalen finden. Gelegentlich entdeckte ich Schalen in Klöstern, die als Opfergefäße genutzt wurden. Diese Schalen sind aber wahrscheinlich aus Indien oder Nepal ins Land gekommen. Die „Tibetischen Klangschalen", die seit geraumer Zeit in Lhasa vor den Klöstern an Touristen verkauft werden, kommen aus Werkstätten in Nepal oder Indien.
So scheinen auch die vielen wundersamen Geschichten, die in Verbindung mit Klangschalen erzählt werden, mehr Marketingstrategien zu dienen, als auf wahren Begebenheiten zu beruhen. Ich war vor einiger Zeit in Südindien und sah ein Geschäft mit Klangschalen, das von einem Tibeter betrieben wurde. Dieser erzählte mir, dass er alte Klangschalen aus Tibet hat. Ein Onkel von ihm sei dort ein sehr bekannter Lama und hätte jahrelang Klangheilungen durchgeführt. Die Tatsache ist aber, dass es in Tibet keine Lamas gibt, die mit dem Klang der Klangschale heilen. Die mir angebotene Klangschale war eindeutig eine der Touristenschalen, wie sie häufig zu finden sind. Jedoch war sie sehr kunstvoll auf antik gemacht.
Ich habe die Schale wegen der fantastischen Geschichte erworben. Viele solcher Geschichten werden den Interessenten aufgetischt, seien Sie daher gewarnt und kaufen Sie die Schale nicht wegen solcher Geschichten, sondern nur dann, wenn sie Sie wirklich von ihrem Klang und ihrer Schwingung her anspricht.

Assam-Klangschale

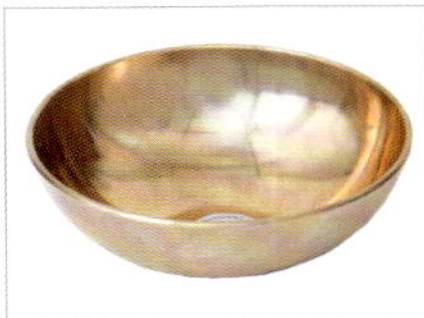

Diese aus Ostnepal und Assam stammende eher leichte Schalenart weist ein Gewicht zwischen 200 und 400 Gramm auf. Manchmal wird sie auch als „Manipuri-Klangschale" bezeichnet. Der relativ niedrige, weit ausladende Rand erinnert an einen Suppenteller. Die sich öffnende, weitende Form bedingt auch den öffnenden und weitenden Klang. Dieser Schalentyp wird immer häufiger in der Gießtechnik hergestellt, was zu günstigeren Herstellungskosten führt. Ihr hoher, klarer Ton ist vor allem im Kopfbereich zu spüren und spricht die oberen Chakren an (so werden z.B. im Yoga die feinstofflichen Energiezentren des Körpers genannt). Je nach Fertigungsweise kann die Oberfläche bei den geschmiedeten Schalen die typischen Hammerschläge aufweisen oder bei der Gießtechnik auch geschwärzt oder golden glänzend sein.

Puri Klangschale

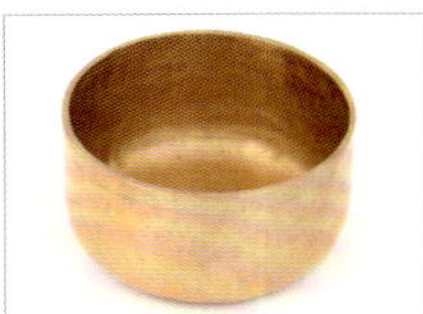

Diese Klangschale wird südlich von Kalkutta in der Region Puri gefertigt und hat eine eher jüngere Geschichte. Sie wiegt etwa 600 bis 1.200 Gramm und hat einen fast geraden Rand, der im Verhältnis zum Durchmesser relativ hoch ist. Sie weist einen klaren Ton auf, der aber nicht so obertonreich ist wie der der „Tibetischen Schale". Das ist auch der Grund, warum dieser Schalentyp, der häufig in recht guter Qualität gefertigt wird, nicht für die Klangmassage geeignet ist. Die Metalllegierung dieser Schalen macht sie weniger anfällig und bedingt den etwas günstigeren Preis.

Bengalische Klangschale

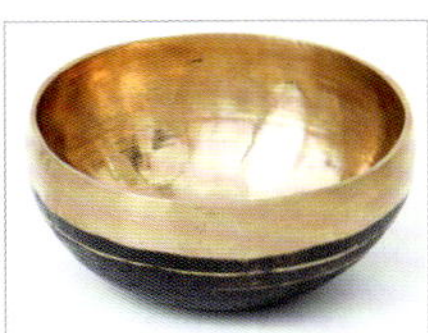

Wie der Name vermuten lässt, stammen diese Schalen aus der Region Bengalen, oberhalb von Kalkutta. Das Gewicht variiert zwischen 1 und über 3 Kilogramm. Neuere Fertigungen stellen aber auch kleine Schalen mit nur wenigen hundert

Gramm her. Ganz typisch für diesen Schalentyp ist, dass der obere Rand mit einer tiefen Rille versehen ist, wobei der Rand sowohl dünn als auch verstärkt sein kann. Die Bengalische Schale weist einen Klang auf, der eine Mischung aus Klangschalen- und Gong-Klang darstellt.

Japanische Klangschale

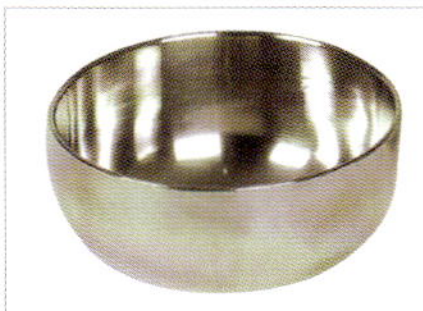

Dieser Schalentyp stammt, wie die Bezeichnung schon verrät, aus Japan und erinnert in seiner Form an eine chinesische Teetasse. Diese Klangschale wird auch als „Rin"-Schale bezeichnet und es gibt eine große Vielfalt an Unterformen wie z.B. die sogenannte „Zen"-Schale. Immer häufiger wird dieser Schalentyp, der gegossen und anschließend abgedreht wird, auch in Nepal und Indien gefertigt, wobei diese oft von minderer Qualität sind. Die Metalllegierung von hochwertigen Zen-Schalen enthält viel Zinn, wodurch ein hoher, reiner Klang entsteht. Der Klang wird oft als zentrierend beschrieben und weist kaum hörbare Obertöne auf. Dies liegt auch am sehr ebenmäßigen Rand, der aufgrund der maschinellen Herstellung entsteht. Der hohe Zinnanteil der Legierung macht das Material allerdings auch spröde, weswegen diese Schalen leicht brechen können. Zen-Schalen können durch eine aufwendige Methode gestimmt werden, sodass man mit mehreren, z.B. auf die Tonleiter abgestimmten Schalen ein tonales Musikinstrument erhält.

Die originalen Rin-Schalen werden teilweise zu sehr hohen Preisen gehandelt und sind in Japan fester Bestandteil täglicher Rituale. Es gibt sie in unterschiedlichsten Ausführungen. Ihr Äußeres reicht von einer spiegelglatten, golden glänzenden, glatten Oberfläche bis hin zu Exemplaren mit Noppen und geschwärzter Oberfläche, manchmal ist diese Schalenart auch mit Ornamenten oder Symbolen verziert. Immer häufiger findet man auch Exemplare, bei denen die Schale mit Kissen und Ständer durch eine Schraube fest verbunden ist. Grundsätzlich eignen sich die Rin-Schalen sehr gut zum Reiben, wobei sie so gut wie keine Nebentöne aufweisen.

Gulpa Klangschale

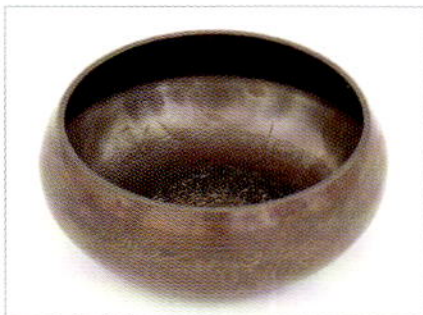

„Gulpa" ist die Bezeichnung für das Opfergefäß der Bettelmönche. In Anlehnung an dessen Form ist etwa in den letzten Jahren eine neue Klangschalenart entstanden, die entsprechend auch als „Gulpa Klangschale" bezeichnet wird. Manchmal wird sie auch „Gebetsschale" genannt, wobei dies nichts mit ihrer Verwendung zu tun hat.

Meist wird dieser Schalentyp in Nepal und Indien gefertigt. In Nepal ist sie der Renner in Touristenläden. Typisch für diese eher kleinere Klangschale ist ihr bauchiger Rand. Die Optik dieser Klangschale reicht von spiegelblank poliert bis hin zu geschwärzt, zum Teil ist sie auch mit Symbolen versehen. Ihr Klang ist eine Mischung aus dem klassischen Klangschalensound und dem einer Glocke. Je nach Metallzusammensetzung gibt es sehr unterschiedliche Qualitätsstufen. Typisch für diese gegossene Schale ist, dass sich auch billige Exemplare recht gut reiben lassen. Deswegen überzeugen die Händler die Touristen oft durch das Anreiben der Schale. Beim Anschlägeln mit einem entsprechenden Schlägel ist der Klang aber meist dürftig. Schalen minderer Qualität klingen sehr kurz und stumpf.

Tempelglocke

Die Tempelglocke stammt ursprünglich aus Japan und China, wird aber heute auch in anderen Ländern wie Taiwan gefertigt. Ihr Klang erinnert mehr an den einer Glocke, was unter anderem durch den bauchigen Rand bedingt wird. Dieser Schalentyp zeichnet sich durch eine typische, schwarze Lackierung aus und der untere Rand weist meist Hammerspuren auf. In Größe und Gewicht gibt es Tempelglocken mit einem Durchmesser von 10 Zentimeter bis hin zu enorm großen Exemplaren von 1 Meter Durchmesser. I.d.R. wird eine Tempelglocke mit einem ummantelten Holzschlägel angeklungen, in seltenen Fällen wird sie auch gerieben. Wie bereits erwähnt, wird diese Schalenart im Zen-Buddhismus verwendet, um Anfang und Ende der Meditation zu signalisieren oder Rezitationen zu begleiten.

Glasklangschale

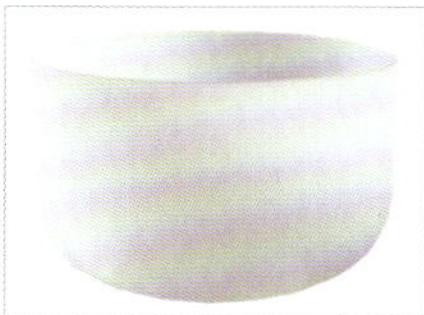

Diese oft recht teuren und empfindlichen Klanggefäße werden aus Silikat- oder Quarzkristallsand gefertigt und haben einen besonders angen und intensiven Klang. Normalerweise wird dieser Schalentyp durch die sogenannte Quarzfusion hergestellt und weist eine milchig wirkende, leicht raue Oberfläche auf. Mir war der Klang dieser Klangschalen zu hart und zu intensiv. Deshalb habe ich Ende der 1990er Jahre mit Hilfe eines Experten gläserne, durchsichtige Exemplare nach der traditionellen Glasbläsertechnik fertigen lassen. Diese Glasschalen sind sanfter im Klang und erinnern an die Glasharfe, auf der z.B. auch Kompositionen von Mozart gespielt wurden.
Die heute im esoterischen Bereich angebotenen Quarzklangschalen werden entweder angeklungen, meist jedoch gerieben, wobei ein sehr klarer und durchdringender Klang entsteht, der auffallend lange nachschwingt. Dies macht diesen Schalentyp für den konzertanten Bereich und auch für Meditationen besonders interessant. Wegen des intensiven Klanges halte ich diese Quarzklangschalen für unsere sanfte Methode der Klangmassage und für unsere Art der therapeutischen Klangarbeit für ungeeignet.

Neben den eben vorgestellten Arten, die sich nach Herkunft, Materialzusammensetzung und Fertigungstechnik unterscheiden lassen, möchte ich nun noch zwei Kriterien vorstellen, nach denen neuere Klangschalen heute eingeteilt werden:

Planetenklangschale

Hinter den Planetenklangschalen verbirgt sich die Idee, dass der Kosmos bzw. die Planeten eine zahlenorientierte, also mathematische Ordnung und Harmonie aufweisen. Der Schweizer Mathematiker und Musikforscher Hans Cousto hat diesen seit der Antike bestehenden Gedanken in den 1980er Jahren in seinen Forschungen aufgegriffen und die „kosmische Oktave" entwickelt. Über die Oktavformel, bei der eine Frequenz mehrfach verdoppelt wird, errechnete er aus der Umlaufs- und

Rotationsfrequenz der Planeten unseres Sonnensystems, deren hörbare Frequenz, also einen je spezifischen Ton. Wird noch weiter oktaviert, kommt man irgendwann in den sichtbaren Bereich und kann dem Planeten eine Farbe zuordnen. Dieses Konzept geht davon aus, dass die jeweiligen Töne und Farben bestimmte Wirkungen auf den Menschen haben. Nach diesem Ansatz werden nun Klangschalen (i.d.R. neue Klangschalen, die nach dem Vorbild der „Tibetische Klangschalen" gefertigt werden) nach ihrem Grundton ausgemessen und erhalten die entsprechende Bezeichnung z.B. als Erde-, Mond-, Venus- oder Jupiterschale.
Das Ausmessen einer Klangschale ist mit der entsprechenden Technik natürlich möglich, aber das Geheimnis der Klangschale liegt für mich gerade in der Klangfülle der hörbaren Obertöne. Wie an anderer Stelle beschrieben, klingt ja ein und dieselbe Schale sehr unterschiedlich, je nachdem, wo und womit sie angeklungen wird. Und gerade diese Klangfülle stellt für mich das Besondere und den Schatz einer Klangschale dar.

Klangschale für bestimmte Körperpartien

Im Laufe von mehr als 34 Jahren Forschung und Entwicklung konnten meine Mitarbeiter und ich unsere Klangschalenproduktion so optimieren, dass wir seit einigen Jahren gezielt bestimmte Klangschalentypen herstellen können (vgl. S. 142). Es gibt zum Beispiel eine Beckenschale, eine Herzschale oder eine Universalschale. Wie die Bezeichnung schon verrät, sprechen diese Typen mit ihrem je charakteristischen Frequenzspektrum bestimmte Körperpartien besonders gut an. Auch wenn jede Klangschale nach wie vor ein Unikat ist, so können wir doch von bestimmten „Normierungen" sprechen, was gerade für die Weitergabe unserer Klangmethoden und für Forschungen von zentraler Bedeutung ist. Wie Sie im Kapitel „Rund um die Peter Hess®-Klangmassage" (S. 134 ff) nachlesen können, basiert die Geschichte unserer Klangschalenherstellung auf einem kontinuierlichen Regelsystem von reflektierter Klangarbeit und Optimierung des Fertigungsprozesses. Diese enge Verknüpfung an die Anforderungen der Praxis unterscheidet auch unsere Klangschalen von denen anderer Hersteller.

Die Einteilung der Klangschalen für bestimmte Körperpartien haben in den letzten Jahren auch andere Händler übernommen, wobei ihre Klassifizierung in verschiedene Typen erst nach der Produktion erfolgt – das heißt mehr oder weniger ein Zufallsprodukt ist. Wenn Sie also eine Klangschale suchen, die Sie gezielt für eine bestimmte Körperpartie nutzen möchten, prüfen Sie genau, ob die Klänge auch den entsprechenden Bereich ansprechen (vgl. Übung S. 46) oder bestellen Sie eine unserer mehrfach geprüften Peter Hess® Therapieklangschalen.

Wenn Sie jedoch gerade erst in die Welt der Klangschalen eintauchen, möchte ich Ihnen raten, keine spezifischen Ziele zu verfolgen, denn Klangschalen und ihre Klänge sind nicht anwendbar wie ein Medikament oder Rezept. Vielmehr ist die Wirkung eines Klangangebotes immer die Summe mehrerer Faktoren, von denen das Frequenzspektrum nur ein Aspekt ist.

Es gibt Klangschalen in vielen verschiedenen Formen, Größen und Klangfarben.

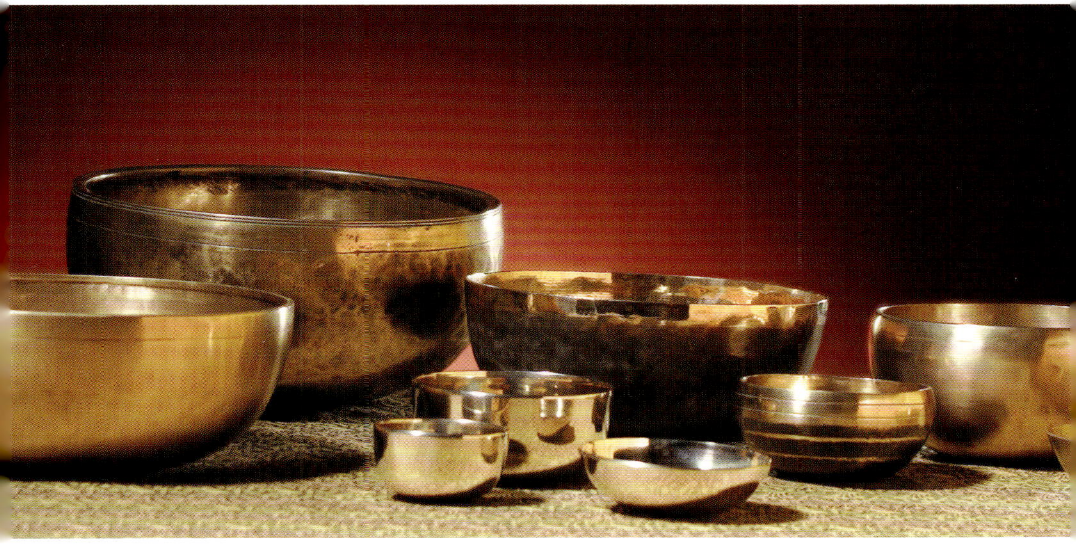

Qualitätskriterien bei der Klangschalenwahl

Da leider viele Verkäufer aufgrund mangelnden Fachwissens nur begrenzt kompetent beraten können, empfehle ich Ihnen, sich auf Ihre eigene Wahrnehmung zu verlassen. Probieren Sie verschiedene Klangschalen aus, vor allem auch solche für die professionelle Klangarbeit. Im direkten Vergleich können Sie auch als Laie Unterschiede im Klang und Schwingungsverhalten erkennen. Bei der Auswahl Ihrer ganz persönlichen Klangschale spielt natürlich Ihre jeweilige Vorliebe eine wichtige Rolle, diese kann individuell sehr unterschiedlich sein und sollte immer berücksichtigt werden.

Natürlich kostet eine Klangschale mit einer harmonischen Klangfarbe und optimalen Schwingungsfähigkeit auch mehr Geld. Das heißt aber nicht unbedingt, dass der Preis ein Kriterium für die Qualität sein muss. Im Folgenden habe ich für Sie einige Kriterien zusammengestellt, die Ihnen helfen, die für Sie richtige Klangschale zu finden:

- Vorab ist es sinnvoll zu überlegen, wozu Sie die Schale nutzen möchten. Geht es Ihnen „nur" um den Klang oder möchten Sie sie auch auf den Körper aufstellen und die Schwingungen genießen. Denn wenn letzteres der Fall ist, dann sollte die Klangschale nicht nur klanglich, sondern vor allem auch durch ihre Schwingungsqualität überzeugen.
- Fragen Sie nach, ob die Herkunft der Schale bekannt ist. Weiß der Verkäufer, wann, wie und wo die Klangschale gefertigt wurde und wie die Metallzusammensetzung ist?
- Nehmen Sie sich Zeit und machen Sie einige der im Buch beschriebenen Übungen.
- Wie klingt die Schale, wenn Sie sie mit einem Filzschlägel anklingen. Ist ihr Klang voll, harmonisch und sphärisch anmutend, sodass er Sie schnell in eine angenehme Entspannung führen wird?
- Schlagen Sie die Klangschale auch mal kräftig an. Falls Sie dabei Nebengeräusche wie eine Art Surren hören, sollten Sie die Schale nicht kaufen – außer, Sie bekommen sie wesentlich günstiger; denn

normalerweise wird man die Klangschale kaum so fest anschlagen. Trotzdem kann solch eine Schale Gefühle der Unsicherheit hervorrufen.

- Prüfen Sie unbedingt auch das Schwingungsverhalten der Schale. Nehmen Sie sich Zeit und spüren Sie nach, wie sich die Klangschwingungen vom Boden der Schale auf ihrem Handteller ausbreiten (vgl. Übung S. 64). Nehmen Sie eine gleichmäßige und lang anhaltende Schwingung wahr, die langsam und kontinuierlich abnimmt? Bei einer guten Schale haben Sie das Gefühl, dass sie lange, ja fast unendlich schwingt. Achten Sie darauf, dass die Schwingung nicht sprunghaft ausklingt, sondern regelmäßig.

- Die eigene Tagesform und körperliche Verfassung bestimmt den Klang einer Klangschale immer auch mit, wenn sie auf dem Körper stehend angeschlägelt wird. Daher rate ich Ihnen, sie im Vergleich auch auf einem Kissen mit einer ähnlichen Anschlagstärke anzuklingen wie auf der Hand.

- Der Preis bestimmt die Kaufentscheidung mit. Es ist gut, sich vorab zu überlegen, wieviel Geld man maximal ausgeben möchte. Der Preis wird meist nach dem Gewicht berechnet. Um einen ersten Anhaltspunkt zu der üblichen Preisspanne zu haben (vgl. S. 138): Kostet eine Klangschale in Therapiequalität 200 €, dann kostet die HIMALAYA Qualität circa 150 € und die TINGRI Qualität etwa 100 €, als Zierschale etwa 50 €.

- Klangschalen kann man inzwischen auch günstig übers Internet beziehen. Da Sie die Schale in diesem Fall höchstens übers Telefon oder als Musikprobe (z.B. als mp3) hören können, sollten Sie dabei unbedingt darauf achten dass Sie sie zurückschicken können, wenn sie Ihnen nicht gefällt.

- Und ganz wichtig: Nur wenn Sie der Klang der Schale fasziniert und Sie ihn als angenehm empfinden, werden Sie die Schale auch regelmäßig nutzen. Also achten Sie auf Ihre Intuition und vertrauen Sie Ihrem Gefühl!

Pflege einer Klangschale

In der Regel braucht eine Klangschale in unseren Breitengraden keine besondere Pflege. Falls es doch zu Verunreinigungen oder Auffälligkeiten kommt oder Sie eine Klangschale erworben haben, die Sie reinigen möchten, finden Sie nachfolgend einige Pflege- und Reinigungstipps.

Verunreinigungen auf der Oberfläche, wie rötlich-braune Flecken, können durch Korrosion entstehen. Durch die verschiedenen Metalle, aus denen eine Klangschale gefertigt wird, werden galvanische Elemente gebildet. Das heißt, dass elektrische Spannungen zwischen zwei unterschiedlichen Metallen entstehen. Kommt die Klangschale mit salz- oder säurehaltigen Flüssigkeiten in Kontakt, wird die Korrosion gefördert und es kommen vermehrt Kupferanteile an die Oberfläche, die die rötlich-braunen Flecken verursachen.
Die Oberfläche von Klangschalen wird normalerweise nach der Fertigung versiegelt, sodass sie geschützt sind. Wird dies nicht gemacht oder nur nachlässig, dann kann es z.B. beim Überseetransport oder durch den Kontakt mit Schweiß (an den Händen) zur eben beschriebenen Verunreinigung kommen.

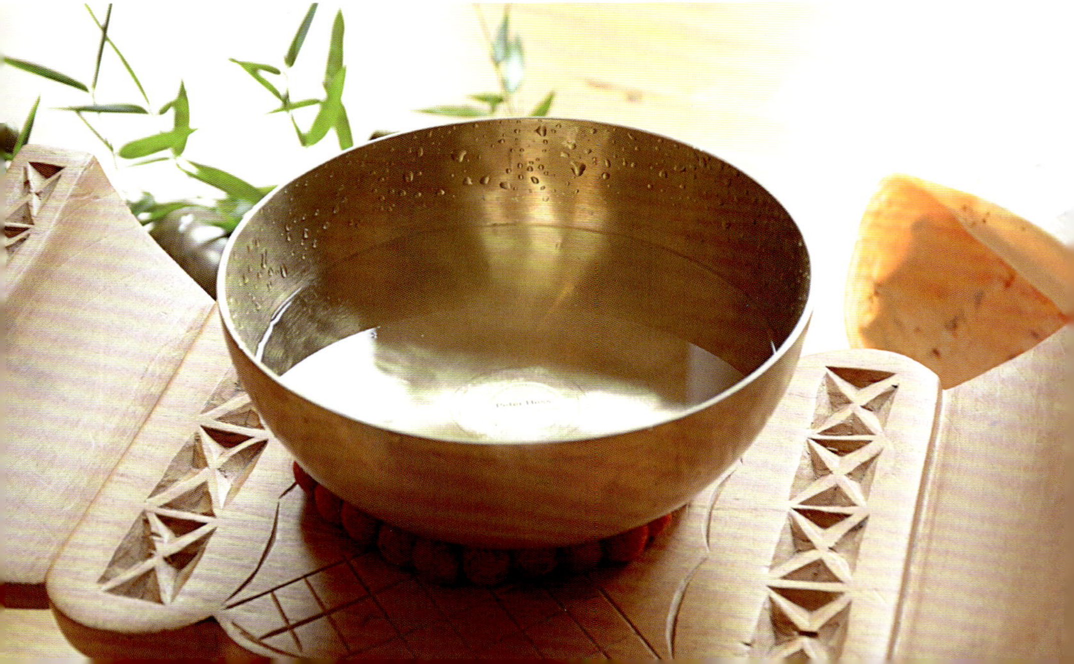

Die traditionelle Reinigung in Nepal erfolgt durch ein Gemisch aus der Asche von Reisstroh und Senföl. Damit wird die Schale mehrere Minuten lang poliert und somit gereinigt. Diese Mittel stehen uns hier i.d.R. nicht zur Verfügung, daher kann man auf einige alternative Reinigungsverfahren zurückgreifen.

Hier möchte ich Ihnen eine extrem schnell wirkende Methode bei starker Verschmutzung an die Hand geben:
Erstellen Sie eine Mischung aus circa 150-200 ml Essig (kann billiger normaler Essig sein, z.B. Essigessenz oder Wein-Essig) und etwa 4-5 Esslöffeln Salz. Wenn das Salz aufgelöst ist, verteilen Sie die Lösung auf einem Tuch und reiben damit die Innen- und Außenfläche der Klangschale für 3-5 Minuten ein. Anschließend reinigen Sie die Oberfläche ganz gründlich mit Wasser, bis keine Salz- oder Säurereste mehr vorhanden sind. Reiben Sie die Schale mit einem weichen Tuch ganz trocken. Zur Versiegelung der Oberfläche können Sie Olivenöl oder Kokosnussöl verwenden. Die Schutzschicht sollte nur ganz, ganz dünn aufgetragen werden, sodass keine Rückstände mehr vorhanden sind, wenn Sie die Klangschale auf ein Kissen oder die Kleidung aufstellen.

Alternativ können Sie die Klangschale auch einfach nur mit normalem Spülmittel reinigen. Eine sanfte Messingputzmilch kann ebenso verwendet werden. Dabei ist aber Vorsicht geboten, damit das Reinigungsmittel oder der evtl. verwendete Reinigungsschwamm keine Kratzspuren erzeugen.
Hess Klangkonzepte (vgl. S. 146) bietet auch einen biologisch abbaubaren Putzstein an, mit dem die Klangschalen gereinigt, poliert und gepflegt werden können.

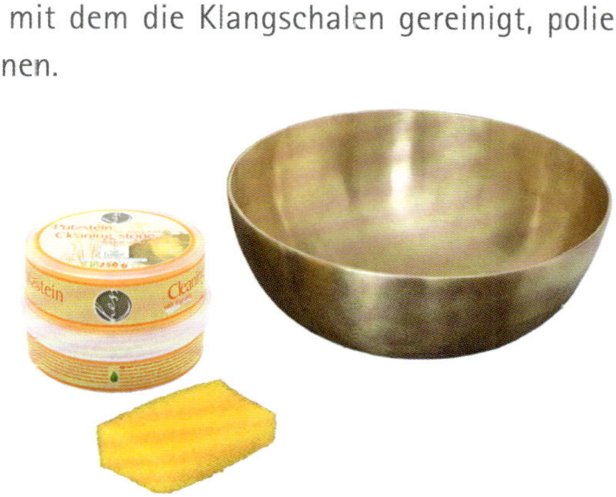

Spezieller Reiniger für die Pflege von Klangschalen.

Die Farbe der Klangschale wird sich im Laufe der Zeit verändern, je nachdem wie häufig sie geputzt wird. Will man den goldfarbenen Glanz erhalten, sollte man sie etwa alle zwei Monate reinigen. Es ist natürlich auch eine Geschmacksfrage, in welcher Patina Sie Ihre Schale haben möchten. Die Reinigung hat in der Regel im Frequenzverhalten der Klangschale keine hörbare Auswirkung. Nur dann, wenn über ganz lange Zeit Metall durch die Reinigung abgenommen wird, kann es zu geringfügigen Frequenzveränderungen kommen. Dies würde in der Regel über 20-30 Jahre dauern und wäre auch dann im alltäglichen Gebrauch nicht bemerkbar.

Tipp:

Peter Hess® Therapieklangschalen mit permanentem Anlaufschutz

Hess Klangkonzepte hat einen „permanenten Anlaufschutz" für Klangschalen entwickelt. Dabei handelt es sich um eine speziell Oberflächenveredelung, die die Klangschale über viele Jahre hin vor Oxidation, Nachdunkeln oder unschönen Fingerabdrücken schützt. Die extrem dünne (ca. 3 tausendstel Millimeter), glasklare Beschichtung macht aufwändiges Putzen überflüssig. Natürlich bleibt die Schwingungseigenschaft der Klangschale durch die Behandlung absolut unbeeinflusst.

Besonders zu empfehlen ist der permanente Anlaufschutz überall dort, wo Klangschalen häufig desinfiziert werden müssen, wie im Klinik- oder Pflegealltag oder auch dort, wo sie in Verbindung mit (Salz-)Wasser kommen, wie im Spa- und Wellness-Bereich.

Ausführliche Infos: www.hess-klangkonzepte.de

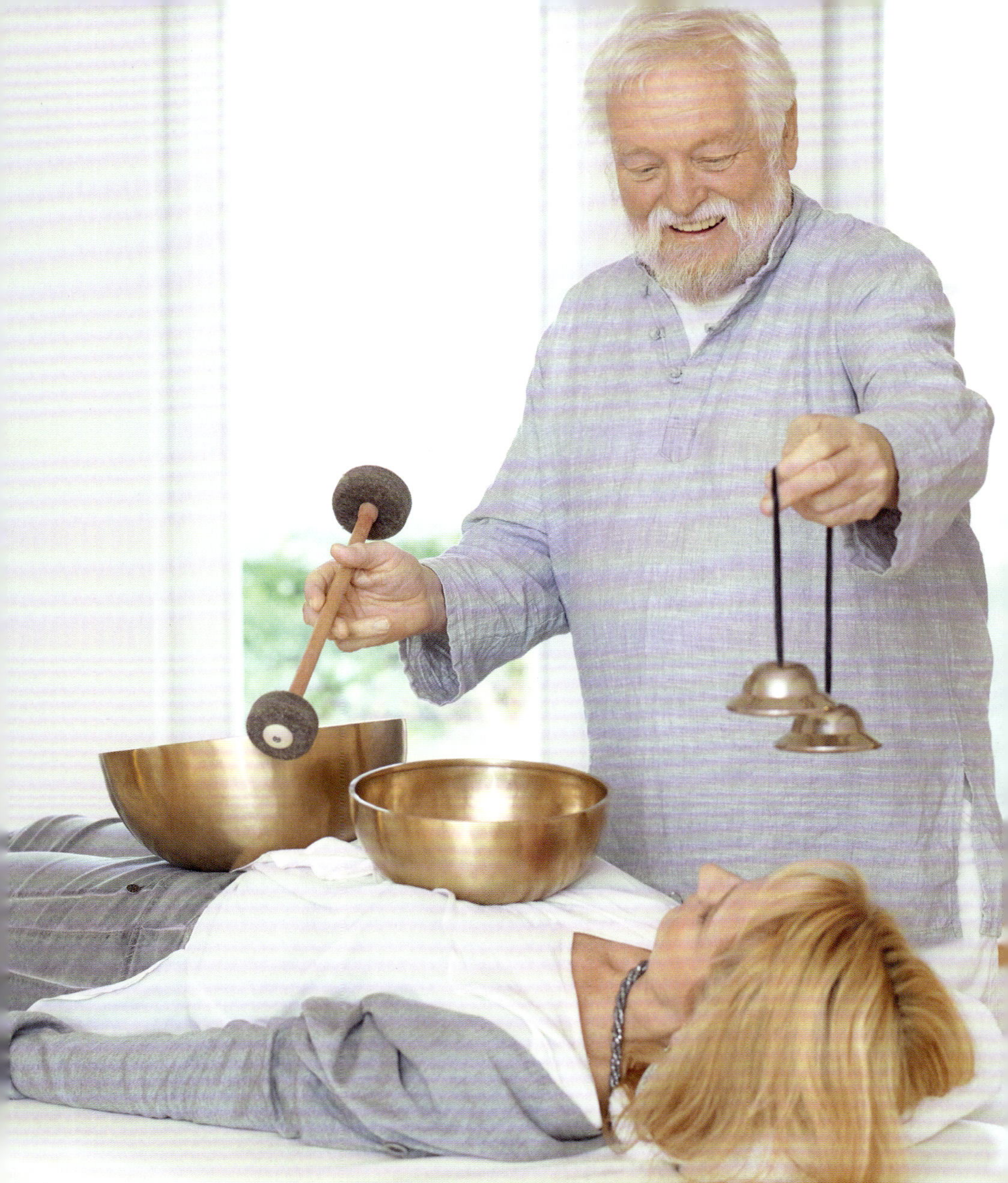

Rund um die Peter Hess®-Klangmassage und -Klangmethoden

Rund um die Peter Hess®-Klangmassage und -Klangmethoden

Wo informiere ich mich weiter? – Bücher, DVDs und CDs

In den vorangegangenen Kapiteln haben Sie Grundlegendes über die Klangschalen und ihre Einsatzmöglichkeiten erfahren. Mit der Rückenentspannung haben Sie auch schon einen kleinen Einblick in die Peter Hess®-Klangmassage erhalten. Vielleicht gibt es noch offene Fragen oder Sie haben beim Lesen festgestellt, dass Sie zu einzelnen Bereichen gerne mehr erfahren würden. Damit Sie die vielfältigen Einsatzmöglichkeiten der Klangschalen und der Peter Hess®-Klangmethoden kennenlernen können, habe ich im Folgenden für Sie eine kleine Übersicht über Büchern, DVDs und CDs/Downloads zusammengestellt, in denen Sie weiter Informationen finden.

Wo erfahre ich mehr über ...

... die Klangmassage im Allgemeinen und zur Selbstanwendung

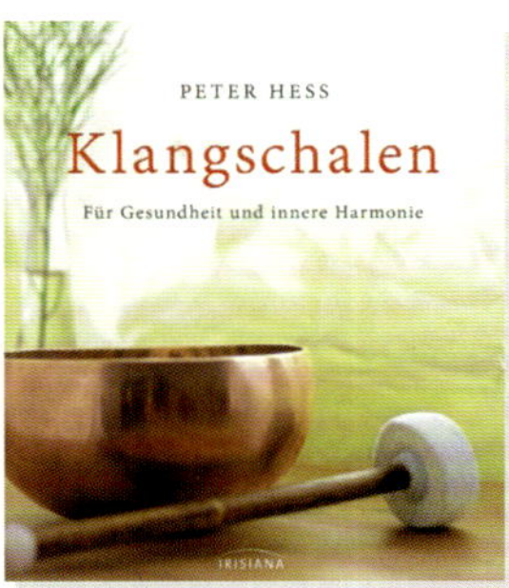

Eine ausführliche und gut bebilderte Anleitung zum Spiel der Klangschalen sowie Informationen rund um die gesundheitsstärkende Wirkung der Klangmassage bietet das Buch **„Klangschalen für Gesundheit und innere Harmonie" von Peter Hess** *(Irisiana Verlag, 2013)*. Neben konkreten Anregungen zur Selbstbehandlung erfahren Sie, wie Sie die Klangmassage vielfältig im privaten Kontext nutzen können. Es gibt dieses Buch mit oder ohne DVD. Sie erhalten Einblicke in die Entstehungsgeschichte der Methode, die Herstellung der Klangschalen und die vielfältigen Anwendungsmöglichkeiten.

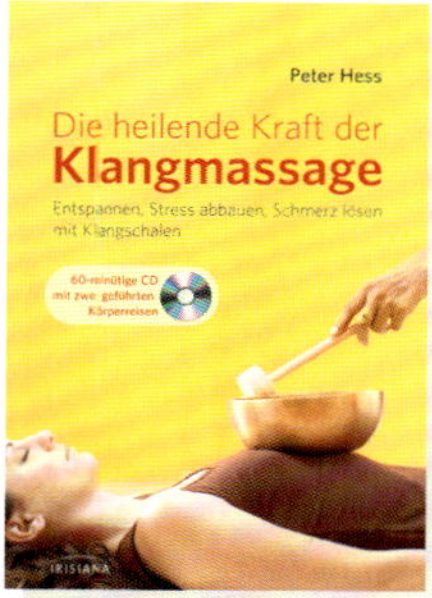

Im Buch **„Die heilende Kraft der Klangmassage. Entspannen, Stress abbauen, Schmerzen lösen mit Klangschalen" von Peter Hess** *(Irisiana Verlag, 2012)* steht die Klangmassage mit ihrem Ablauf, ihren Wirkungen und Anwendungsmöglichkeiten im Mittelpunkt. Eine CD mit angeleiteten Klangübungen vervollständigt diesen praxisnahen Ratgeber und lädt zum entspannen und genißen ein!

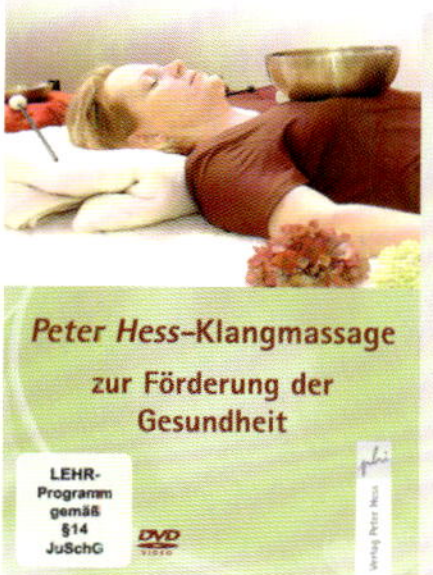

Die DVD **„*Peter Hess*-Klangmassage zur Förderung der Gesundheit"** *(Verlag Peter Hess, 2013)* bietet Einblicke in die Entstehung und Anwendungsmöglichkeiten der Klangmassage für den privaten und beruflichen Bereich.

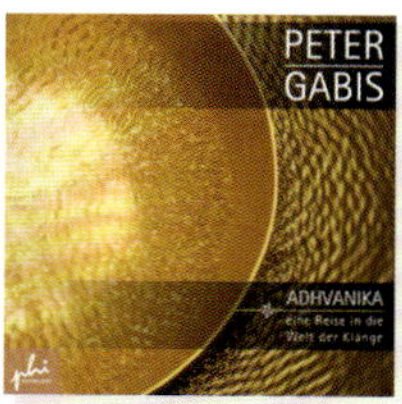

Wenn Sie eine Aufnahme von Klangschalen-Klängen suchen, die Sie in eine hörende Welt für stille Momente und Meditationen einlädt oder als Hintergrund im therapeutischen Bereich verwendet werden kann, dann empfehle ich Ihnen **„Adhvanika – eine Reise in die Welt der Klänge" von Peter Gabis** *(als Audio-Download im Verlag Peter Hess, 2011)*.

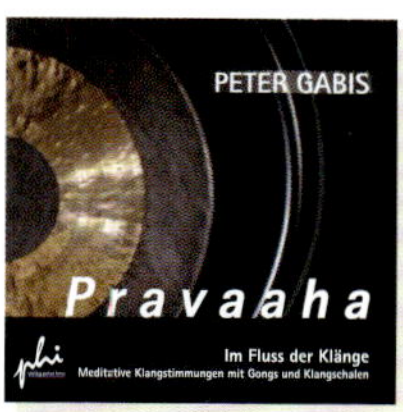

Wenn Sie nicht nur Klangschalen, sondern auch Gongs hören möchten, dann bietet Ihnen die CD **„Pravaaha" von Peter Gabis** *(Verlag Peter Hess, 2013)* einen besonderen Hörgenuss.

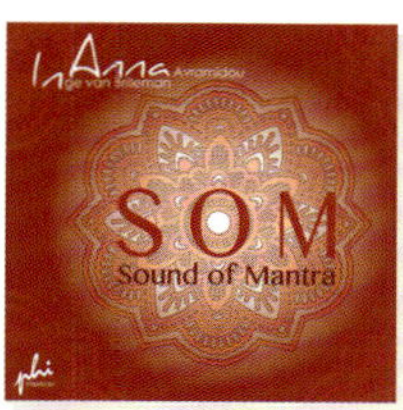

Auf der CD **„SOM – Sound of Mantra" von Anna Avramidou und Inge van Brilleman** *(CD oder Audio-Download, Verlag Peter Hess, 2015)* vereinen sich gesungene Mantras mit den Klängen von Klangschalen, Gongs und anderen Instrumenten zu einer Musik, die Herz und Seele berührt.

... die verschiedenen Anwendungsmöglichkeiten der Peter Hess®-Klangmassage und der auf ihr aufbauenden Peter Hess®-Klangmethoden

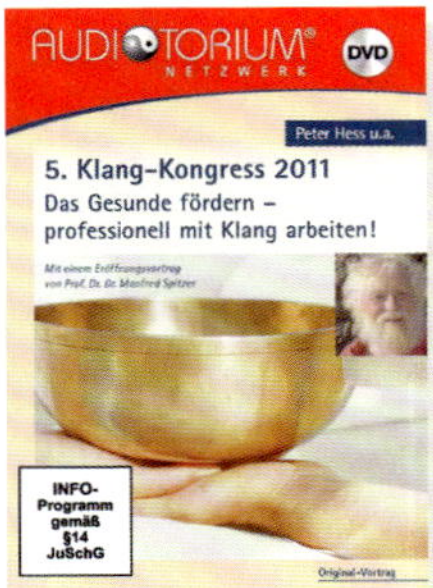

Die etwa 7-stündige Doppel-DVD **5. Klang-Kongress 2011. Das Gesunde fördern – professionell mit Klang arbeiten** *(Auditorium Netzwerk, 2011)* bietet auch heute noch mit Vorträgen von Prof. Dr. Dr. Manfred Spitzer, Prof. Dr. Rolf Verres, Alexander Lauterwasser und Dr. Kerstin Gommel (heute: van den Dool) sowie dem Mitschnitt meines Workshops „Einführung in die Peter Hess-Klangmassage" unterschiedlichste Aspekte rund um das Thema Klang, sowie umfangreiche Einblicke und viele Praxisanregungen

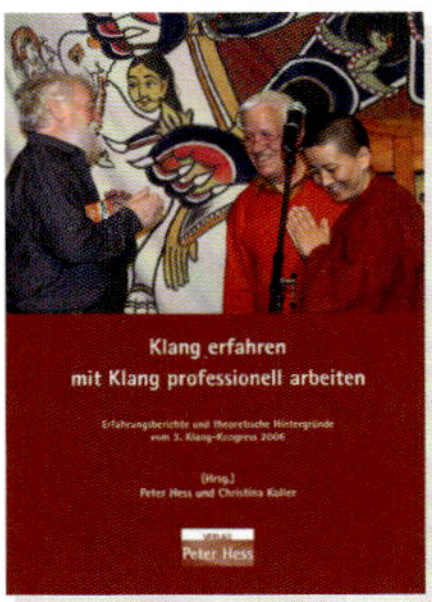

In dem Buch **„Klang erfahren – mit Klang professionell arbeiten. Erfahrungsberichte und theoretische Hintergründe vom 3. Klang-Kongress 2006"**, *das ich zusammen mit Dr. Christina Koller herausgebracht habe (Verlag Peter Hess, 2007)*, erläutern mehr als 25 Autoren fachliche Hintergründe und bieten Praxiseinblicke zur Anwendung der Peter Hess®-Klangmethoden in den Bereichen Wellness, Persönlichkeitsentwicklung, Pädagogik, Beratung, Therapie und Heilwesen.

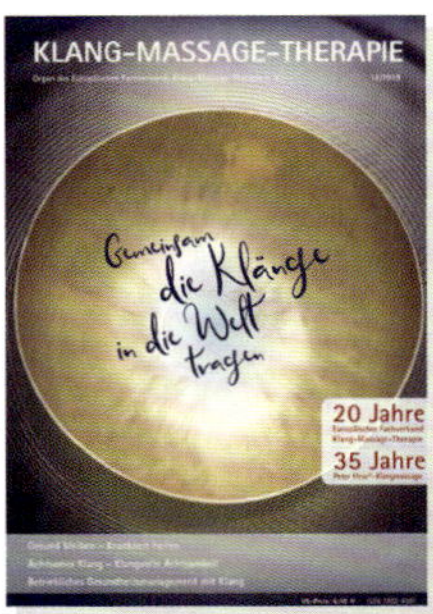

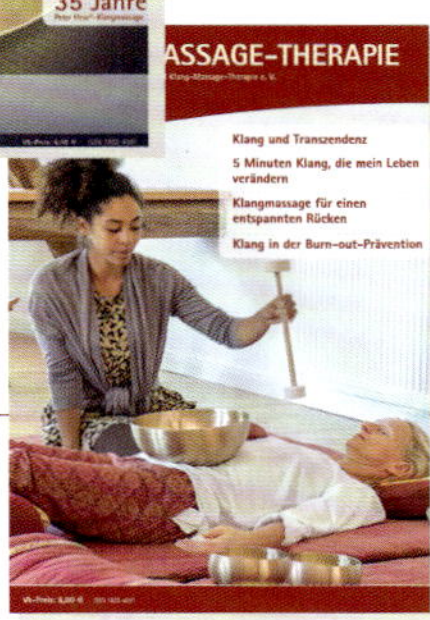

Vielfältige Einblicke in die Anwendungsmöglichkeiten, Hintergründe und Neuerungen rund um die Peter Hess®-Klangmethoden bietet die Fachzeitschrift KLANG-MASSAGE-THERAPIE, die vom Internationalen Fachverband Klang-Massage-Therapie herausgegeben wird.

Nähere Informationen und kostenlose Downloads finden Sie unter:
www.fachverband-klang.de

... den Einsatz von Klangschalen mit Kindern

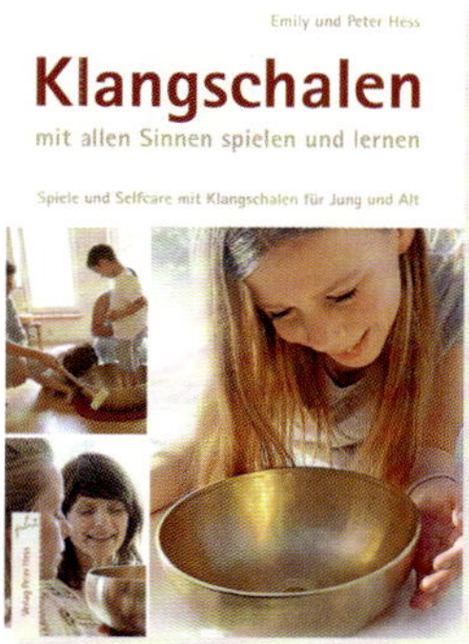

Das Buch **„Klangschalen – mit allen Sinnen spielen und lernen" von Peter Hess und Emily Hess** *(Verlag Peter Hess, überarb. und aktualisierte Neuausgabe vorauss. 2023 / bisher erschienen im Kösel Verlag)* ist der perfekte Begleiter für alle, die Klangschalen mit Kindern erforschen und nutzen möchten. Neben Hintergrundinformationen werden zahlreiche Anregungen und Spiele vorgestellt, die Entspannung, Wahrnehmung und Sozialverhalten fördern.

... den Einsatz von Klangschalen bei Klang- und Fantasiereisen

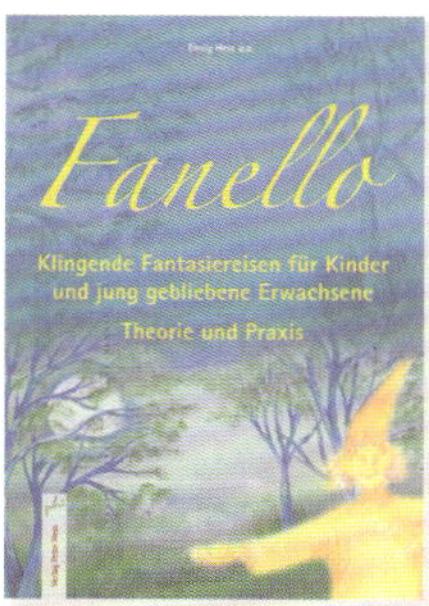

Das beliebte Buch **„Fanello – Klingende Fantasiereisen für Kinder" von Emily Hess** (Hrsg.) *(Verlag Peter Hess, 3. überarbeitete Auflage 2022)* ist aus der Praxis vieler Fantasiereisen-Seminare entstanden. Die 30 Fantasiereisen dieses Buches ermöglichen Entspannung und damit einen gesunden Umgang mit Stress. Sie erleichtern das Loslassen von gewohnten Denkschemata, wodurch sich neue Möglichkeiten für ein produktiv-schöpferisches Denken ergeben und sich das Bewusstsein erweitern kann. Dabei lenken Sprache, Sprachklang und natürlich der gezielte Einsatz der Klänge von Klangschalen und Gongs die Fantasiereise und vertiefen ihre Wirkung.

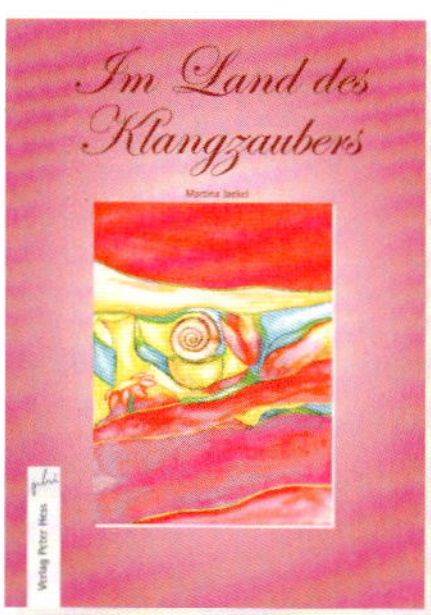

Im dem Buch **„Im Land des Klangzaubers" von Martina Jaekel** *(Verlag Peter Hess, 2. Auflage: 2013)* entführt die Autorin ihre Leser mit bezaubernden, lustigen und tiefgründigen Geschichten in die Welt der Fantasie. Diese Erzählungen eigenen sich hervorragend als klangbegleitete Fantasiereisen. Ob Klein oder Groß – Sie werden begeistert sein!

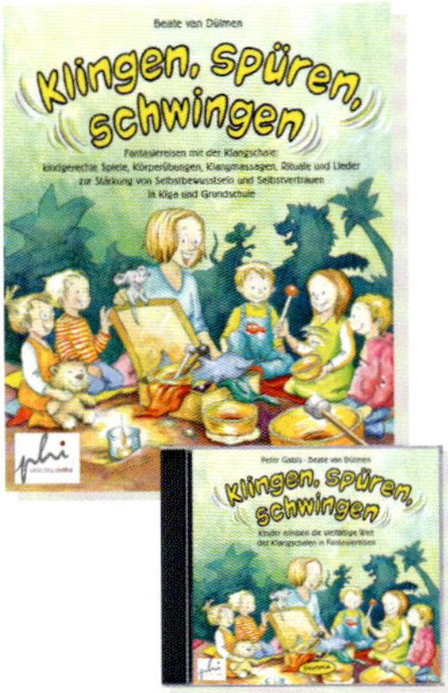

In dem Buch **„Klingen, spüren, schwingen" von Beate van Dülmen** *(Ökotopia Verlag, 2013)*, zu dem es auch eine gleichnamige CD gibt, werden klangpädagogische Spiele, Körperübungen und Klangmassagen spielerisch in zahlreiche Fantasiereisen mit den Figuren „Mäusemuffen" und „Löwenmut" eingebettet. Die besondere Verbindung von Klang und Sprache ermöglicht Entspannung, stärkt die Wahrnehmungsfähigkeit und kann innere Kraftpotenziale aktivieren. Buch und CD sind ideal für Kindergarten, Schule, Ganztagsbetreuung und Familie geeignet.

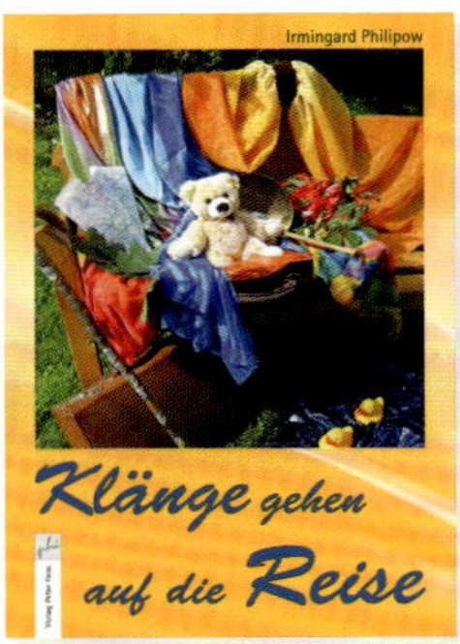

Irmingard Philipow stellt in dem Buch **„Klänge gehen auf die Reise"** *(Verlag Peter Hess, 2011)* mehr als 30 Klanggeschichten vor, die durch die Begleitung mit Klangschalen regelrecht zum Leben erweckt werden können. Die berührenden Geschichten regen die Fantasie an, landen zum kreativen Handeln ein und führen über das Hören und Lauschen in die Stille.

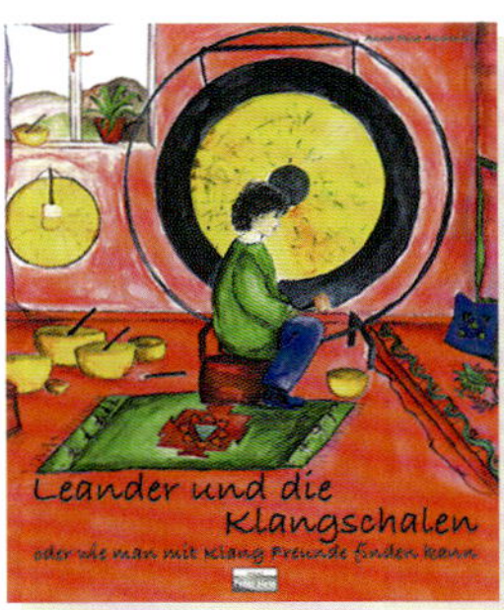

In dem reich illustrierten Buch **„Leander und die Klangschalen – oder wie man mit Klang Freunde finden kann"** *(Verlag Peter Hess, 2006)* nimmt **Anna Rose Avramidis** ihre Leser mit auf eine Reise über Freundschaft: Leander ist einen außergewöhnlicher Jungen mit einer besonderen Leidenschaft – dem Spiel der Klangschalen und Gongs. Alles was ihm zu seinem Glück noch fehlt, ist ein Freund, mit dem er seine Erfahrung teilen kann. Er macht sich auf die Suche und trifft Max, dessen introvertierte und traurige Art ihn neugierig machen auf das, was hinter der Fassade steckt.

... Klang und Yoga

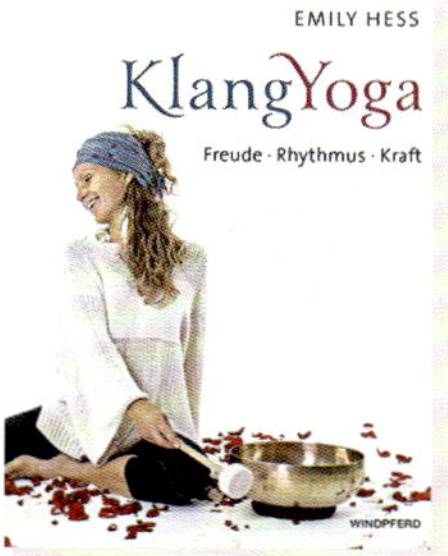

Die Meditations- und Yogalehrerin **Emily Hess** stellt in dem Buch **„Klang-Yoga. Freude · Rhythmus · Kraft"** *(Windpferd Verlag, 2016)* die einzigartige Verbindung von Yoga und Klangmassagen, Yoga und Klangmeditationen und Yoga und Klangentspannungen vor. Klangyoga ist gleichermaßen eine freudvolle, kraftvolle und rhythmische Praxis, die für Yogapraktizierende wie auch Yogalehrende eine wundervolle Bereicherung darstellt. *Auch als eBook erhältlich.*

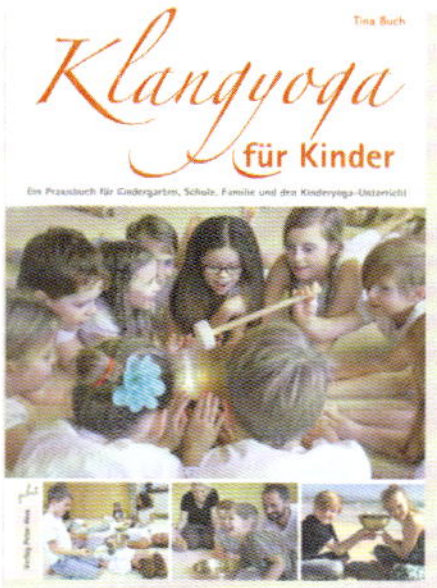

In dem liebevoll gestalteten und reich bebildertem Buch **„Klangyoga für Kinder"** *(Verlag Peter Hess, 2017)* beschreibt die Yogalehrerin **Tina Buch**, wie perfekt sich Klang und Yoga auch im Kinderyoga verbinden lassen. Anschaulich und Schritt für Schritt werden mehr als 50 Asanas, Yogaflows und Atemübungen vorgestellt und aufgezeigt, wie sie durch den gezielten Einsatz von Klangschalen effektiv unterstützt werden können. Das Buch bietet eine Fülle an Praxisanregungen für Kindergarten, Schule, Familie und den Kinderyoga-Unterricht.

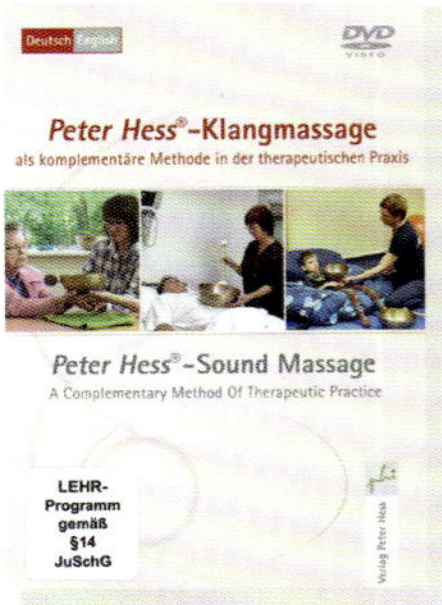

Sehr empfehlen möchte ich Ihnen die **DVD „*Peter Hess*-Klangmassage als komplementäre Methode in der therapeutischen Praxis"** *(Verlag Peter Hess, 2015)*. Die verschiedenen Filmbeiträge bieten Praxiseinblicke, wobei sowohl Fachleute als auch Patienten zu Wort kommen. Die vorgestellten Erklärungsmodelle eröffnen allen, die an Klangschalen interessiert sind, ein aufschlussreiches Gesamtbild zu deren vielseitigen und effektiven Anwendungsmöglichkeiten.

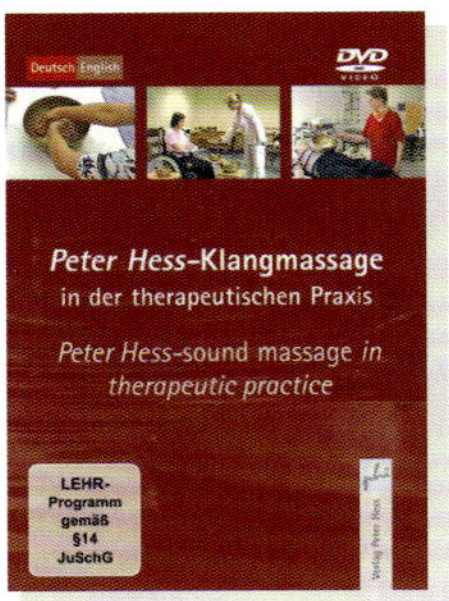

Die **DVD „*Peter Hess*-Klangmassage in der therapeutischen Praxis"** *(Verlag Peter Hess, 2013)* bietet neben einführenden Hintergrundinformationen praxisnahe Einblicke in die Anwendung und Wirkung der Klangmassage in den Bereichen Rehabilitation, Intensivmedizin, Psychosomatik, Psychiatrie und Heilpädagogik.

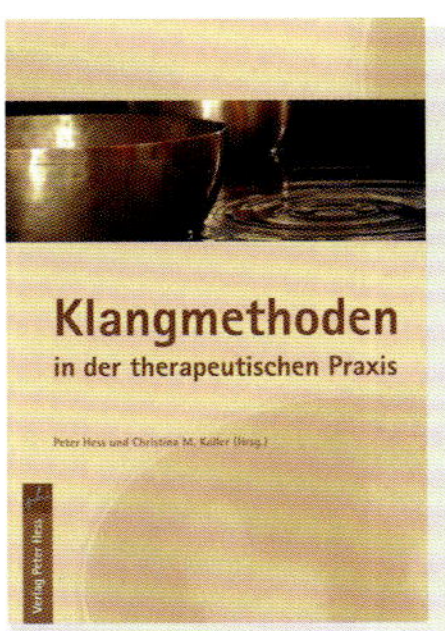

In dem Buch **„Klangmethoden in der therapeutischen Praxis" von Peter Hess/Christina Koller (Hrsg.)** *(Verlag Peter Hess, 2009)* beleuchten 15 Autoren den professionellen und gezielten Einsatz von Klangschalen und Gongs in Heil- und Heilfachberufen. Fundierte Erklärungsmodelle und ausführliche Fallbeispiele verdeutlichen nicht nur die Wirkung der Klangmethoden, sondern zeigen auch auf, wie sie mit anderen Methoden sinnvoll kombiniert werden können, um Genesungsprozesse effektiv zu unterstützen.

... die wissenschaftlich orientierten Hintergründe der Arbeit mit Klängen

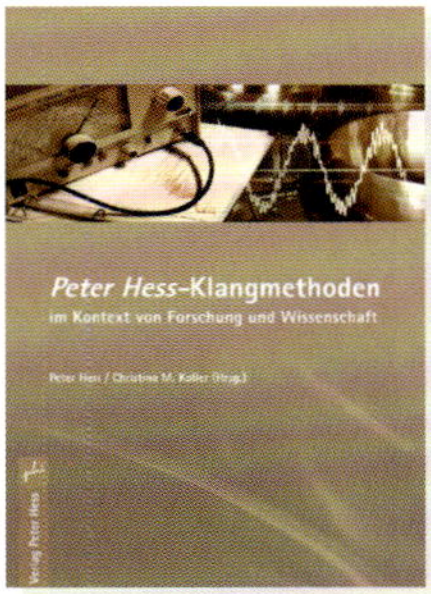

Das Buch **„*Peter Hess*-Klangmethoden im Kontext von Forschung und Wissenschaft. Bericht zum 1. Fachkongress 2008" von Peter Hess/ Christina Koller (Hrsg.)** *(Verlag Peter Hess, 2010)* beschreibt Forschungen zur Peter Hess®-Klangmassage und deren Wirkungen und gibt Einblicke in die Entwicklung und Anwendungsmöglichkeiten der darauf aufbauenden Klangmethoden.

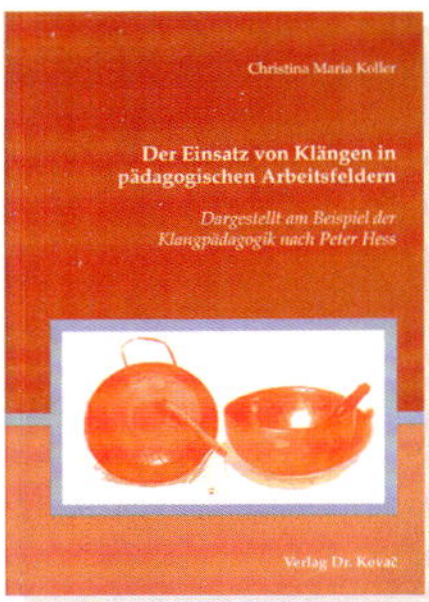

Einen bislang im deutschsprachigen Raum einmalig umfassenden Einblick in die Hintergründe, Klänge gezielt zu nutzen, bietet der etwa 200-seitige Theorieteil der Doktorarbeit **„Der Einsatz von Klängen in pädagogischen Arbeitsfeldern. Dargestellt am Beispiel der Klangpädagogik nach Peter Hess"** von **Christina Koller** (Dr. Kovac Verlag, 2007). Dieses Buch ist ein Muss für alle Klang-Interessierten und kann im Internet kostenlos heruntergeladen werden unter: https://www.verlagdrkovac.de/978-3-8300-2852-9.htm

> **Tipp:**
> Ausführliche Informationen zu Forschungs-/Projekten rund um die Peter Hess®-Klangmethoden finden Sie auf der Website des Internationalen Fachverbands Klang-Massage-Therapie e.V.: **www.fachverband-klang.de** (Infothek: Forschung & Projekte)

Die Peter Hess®-Klangmassage und -Klangmethoden kennenlernen und erlernen

Beim Experimentieren und mit den Klangübungen sind Sie in die Welt der Klangschalen eingetaucht und haben vielleicht Ideen bekommen, wie Sie diese besonderen Instrumente für sich nutzen können. Möglicherweise waren Sie überrascht, wie intensiv die Klänge wirken und wie schnell Sie mit ihrer Hilfe in eine wohltuende Entspannung kommen können. Ich würde mich jedenfalls freuen, wenn Sie mit Hilfe der Klänge:

- eine wohltuende Entspannung für Körper, Geist und Seele erfahren durften,
- beim Aufstellen der Klangschalen auf dem Körper (neue) Wahrnehmungserfahrungen sammeln und die vitalisierende Wirkung der Klänge erleben konnten,
- zur Ruhe gefunden haben und vielleicht kreisende Gedanken weniger geworden sind, sodass Sie besser ein- und/oder durchschlafen konnten,
- oder Sie bemerkt haben, dass Ihre Kreativität angesprochen wurde und Sie sich insgesamt wacher und lebendiger fühlten.

Wie auch immer sich Ihre Erfahrungen gestaltet haben, ich hoffe, dass Sie die Klänge als wertvolle Möglichkeit entdeckt haben, um sich und vielleicht auch anderen etwas Gutes zu tun. Sollten Sie beim Üben und Experimentieren Lust auf mehr bekommen haben, möchte ich Ihnen im Folgenden einige Möglichkeiten aufzeigen, wie Ihr ganz persönlicher Klangweg weitergehen könnte – sowohl im privaten als auch im beruflichen Kontext.

Eine Peter Hess®-Klangmassage erfahren

Eine Klangmassage kann ein ganz außergewöhnliches und besonderes Erlebnis sein – vorausgesetzt sie wird achtsam und sanft gegeben, wie das bei unserer Methode der Fall ist. Die harmonischen Klänge und sanften Vibrationen führen schnell in eine erholsame und tiefe Entspannung. Sich wohlfühlen, wieder spüren, entspannen und wahrnehmen, was sich bei der Klangmassage positiv verändert, das sind die ersten zentralen Erfahrungen, die diese nachhaltige Methode zum Lebensbegleiter werden lassen können.

Hinweis:
Eine **Liste qualifizierter Peter Hess®-Klangmassagepraktiker** und Klangprofis in Ihrer Nähe finden Sie in der AnbieterInnen-Liste des Internationalen Fachverbandes Klang-Massage-Therapie e.V. unter: **www.fachverband-klang.de**

Bei einer Klangmassage führen die harmonischen Klänge und sanften Schwingungen schnell in eine wohltuende Entspannung.

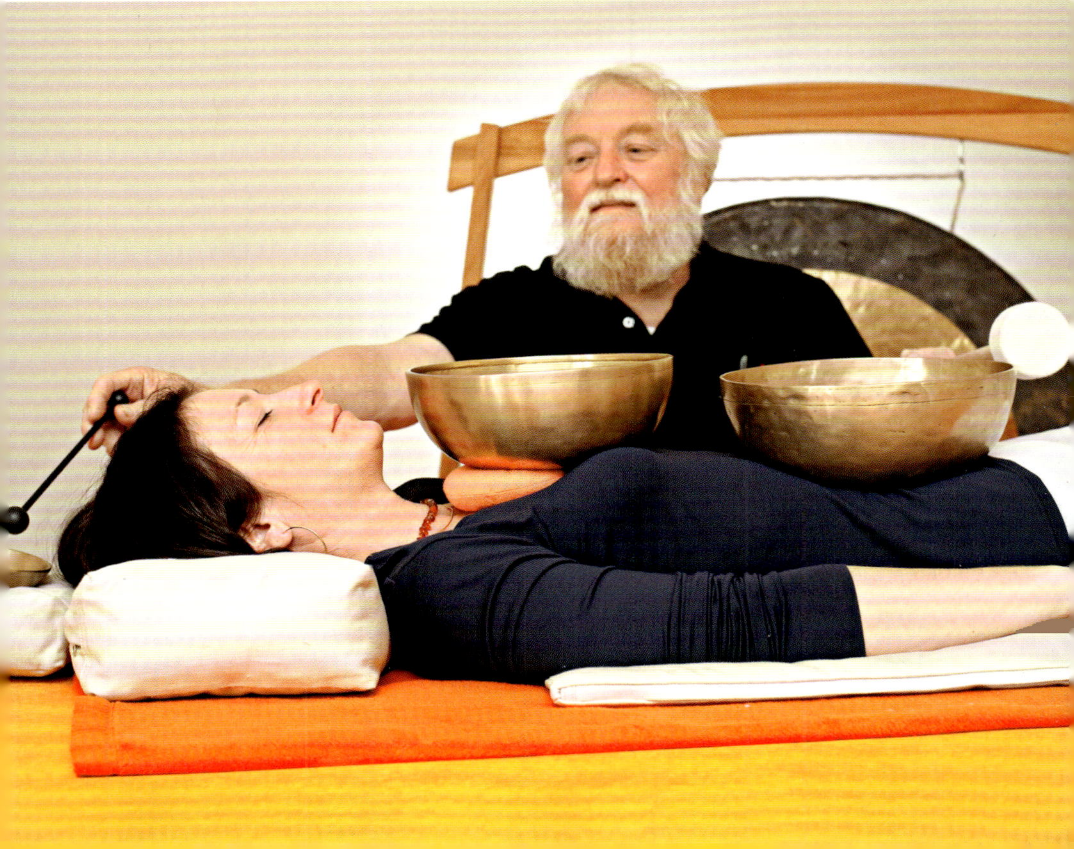

Die Gesundheit mit Klängen stärken

In dem Seminar **„Gesundheitsförderung und Prävention für Körper, Geist und Seele mit Klangschalen"** lernen Sie neben einigen der hier vorgestellten Übungen noch viele weitere Möglichkeiten kennen, wie Sie Ihren Alltag mit den Klängen bereichern und damit sich und anderen etwas Gutes tun können. Die Stärkung der Gesundheit steht dabei im Mittelpunkt. Gerade das gemeinsame Üben und der Austausch mit anderen Seminarteilnehmern sind aus meiner Sicht besonders wertvoll. Gemachte Erfahrungen werden oft erst im Austausch bewusst und können dadurch nachhaltig in das tägliche Leben integriert werden. Zudem eröffnen die achtsame Reflexion und die vielfältigen Erfahrungen aus der Gruppe unter Anleitung eines „Klangprofis" nicht selten ganz neue Herangehens- und Sichtweisen.

Das Gesunde zu stärken, ist ein grundlegender Ansatz unserer Klangmethoden, der sich in allen unseren Seminaren widerspiegelt. Besondere Möglichkeiten eröffnen sich dabei auch durch die Kombination mit z.B. Progressiver Muskelentspannung, Autogenem Training oder Yoga.

Die Peter Hess®-Klangmethoden bieten vielfältige Kombinationsmöglichkeiten, so verbinden sich z.B. Yoga und Klang zu einem einzigartigen Erlebnis – Lebensfreude pur!

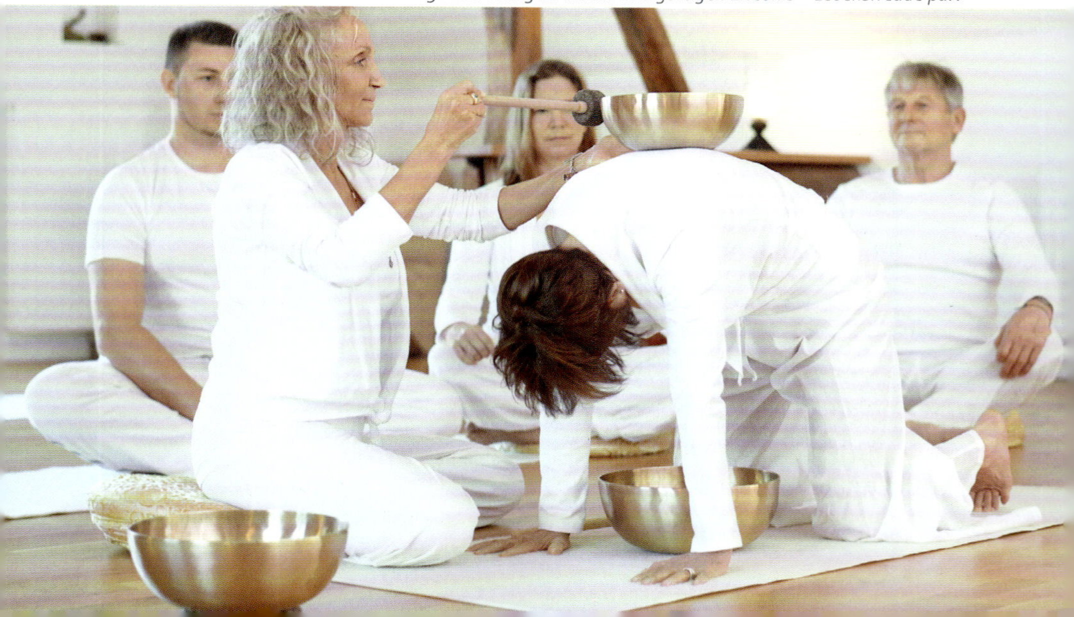

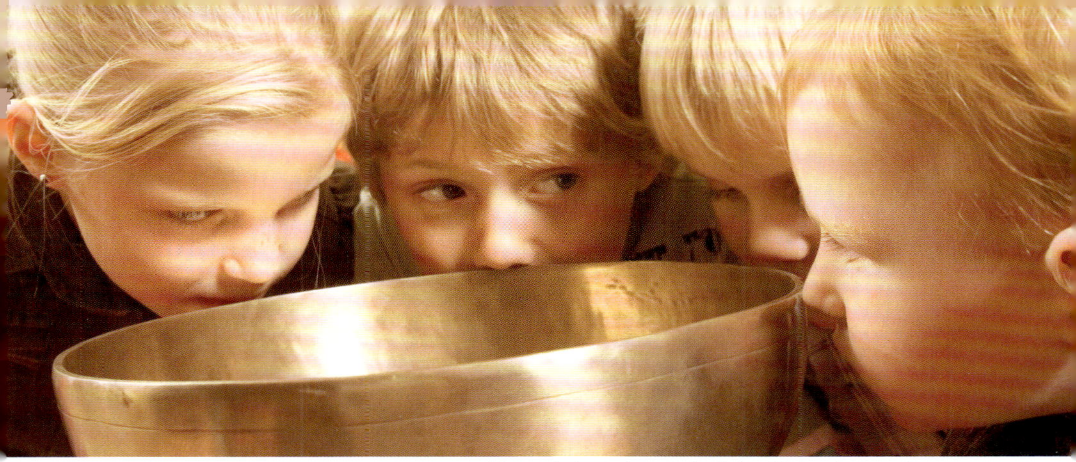

Klangschalen laden zur sinnlichen Wahrnehmung ein.

Klangspielen mit Kindern

Der deutschlandweit angebotene Workshop **„ Klangschalen – Mit allen Sinnen spielen und lernen"** richtet sich an Erzieher und Lehrer genauso wie an Eltern, Großeltern und alle, die Klangschalen mit Kindern nutzen möchten. Die erlernten Spiele

- schulen die Sinneswahrnehmung, die zentrale Grundlage für Kommunikation und Lernen ist;
- fördern Grob- und Feinmotorik;
- motivieren die Kinder und stärken ihre Konzentration und Ausdauer;
- regen die Fantasie an und fördern Kreativität als wichtige Basis für Lösungskompetenz;
- stärken die sozialen und kommunikativen Fähigkeiten der Kinder.

Aus der Praxis:

KliK® ist die Abkürzung für „Klingende Kommunikation" und steht für ein innovatives Weiterbildungsprogramm. In den zertifizierten „KliK®-KLANG-Kindergärten" werden beispielsweise KLANGpädagogische Spiele und Fördermöglichkeiten effektiv in den Alltag integriert. Davon profitieren nicht nur die Kinder, sondern auch die ErzieherInnen. Viele weitere Informationen finden Sie unter: **www.klangmitkindern.com**

Peter Hess®-KlangmassagepraktikerIn werden

Sollten Sie selbst die Klangmassage erlernen wollen, können Sie zwischen der Basis-Ausbildung mit 84 Std. oder der Erweiterten Ausbildung mit 100 Stunden wählen. Die Ausbildung können Sie in einzelnen Seminaren, in Seminarblöcken, als Intensivausbildung oder auch als Klang-Urlaub besuchen. Unsere bald 40 Jahren bewährte Ausbildung wird heute in mehr als 20 Ländern weltweit gelehrt.
Ein Wochenende oder gar eine ganze Woche eintauchen in die Welt der Klänge, sich berühren lassen, vielfältige Erfahrungen sammeln und dabei eine Methode erlernen, das ist immer auch eine tolle Möglichkeit, um sich selbst etwas Gutes zu tun. Unsere Seminarteilnehmer geben uns immer wieder die Rückmeldung, wie wertvoll die Ausbildung auch für sie ganz persönlich ist:

„Ich bin so froh, dass ich mir diese wunderbare Erfahrung gegönnt habe!"

„Das war besser als eine Woche Wellness-Urlaub!"

„Für mich war das ein Coaching in Sachen Lebensgestaltung!"

Besonders schön ist es, wenn mir Teilnehmer erzählen, was sich durch die Klänge alles in ihrem Leben verändert hat, wie folgender Teilnehmer etwa ein Jahr nach seiner Klangmassage-Ausbildung berichtete:

„Ich bin so froh/glücklich, die Klangmassage für mich kennengelernt zu haben. Seitdem fühle ich mich ruhiger, ausgeglichener, fröhlicher, glücklicher und bin nicht mehr ‚der Hamster im Laufrad'. Mein Umfeld hat diese Veränderung bemerkt und freut sich mit mir. Ich freue mich auf die vielen Dinge, die mich in der Zukunft erwarten und die ich Schritt für Schritt angehen werde. Viele Blockaden haben sich bei mir gelöst."

Zur Erweiterten Ausbildung zum/zur „PeterHess®-KlangmassagepraktikerIn" gehören folgende Seminare:

- Klangmassage I, Klangmassage II, Klangmassage III+IV
- + Abschlussseminar/Supervision
- + Individuelle Klangmassage leicht, gekonnt und sicher gestalten

Hinweis:
Die Erweiterte Peter Hess®-Klangmassage-Ausbildung entspricht den Qualitäts- und Ethikrichtlinien der Freien Gesundheitsberufe (FG),
www.freie-gesundheitsberufe.de
Die hohe Professionalität wird durch ein Zertifikat des Internationalen Fachverband Klang-Massage-Therapie e.V. bestätigt. Hier ist auch die Berufsbezeichnung „Peter Hess®-KlangmassagepraktikerIn" integriert. Dieser Ausbildungsgang ist durch das Academic Center of Excellence am Gesundheits-Campus der St. Elisabeth Universität zertifiziert. Man kann zusätzlich dieses Hochschulzertifikat erwerben.

Individuelle, berufliche Qualifikations- und Kompetenzerweiterung

Neben der Ausbildung in der Klangmassage bieten wir Ihnen mehr als 90 Fachseminare an, die eine Spezialisierung für die unterschiedlichen Berufsfelder von Entspannung, Wellness, Prävention, Pädagogik, Beratung, Coaching, Krankheitsbegleitung und Therapie sowie Klangyoga oder der Arbeit mit Gongs ermöglichen. Jedes dieser Fachseminare gibt Ihnen konkrete Anregungen und Klangelemente an die Hand die Sie sofort im Berufsalltag umsetzen können. Viele der Seminare können unabhängig von der Ausbildung in der Klangmassage besucht werden, andere wiederum bauen darauf auf. Es gibt auch zahlreiche Online-Seminare.

Einblicke in die vielfältigen Anwendungsmöglichkeiten der Peter Hess®-Klangmethoden, Praxistipps und Wissenswertes finden Sie auf YouTube: @Klang-TV · @hessklangkonzepte

Im Laufe der vergangenen 39 Jahre ist so an unserem Institut ein einmaliges Bausteinsystem entstanden, das eine individuelle, berufliche Qualifikations- und Kompetenzerweiterung auf hohem Niveau gewährleistet und in verschiedene Abschlüsse münden kann.

Alle Abschlüsse im Überblick:

Entspannung – Wellness – Prävention

- (Zertifizierter) Peter Hess®-KlangmassagepraktikerIn
- Peter Hess® Wellness-Klangmassage
- EntspannungstrainerIn für Fantasie- und Klangreisen nach Emily Hess und Peter Hess
- Peter Hess®-Klangentspannungscoach

Klangpädagogik

- KliK®-ExpertIn/-PraktikerIn – Klingende Kommunikation mit Kindern
- Peter Hess®-KlangexpertIn Schule (KliK®)
- Kinder-KLANGentspannungscoach (KliK®)
- Peter Hess®-KlangpädagogIn (KliK®)

Beratung – Coaching

- Emily Hess® Basic Trust Coach

Krankheitsbegleitung – Therapie

- Peter Hess®-Klang-MusiktherapeutIn
- Klangtherapeutischer BegleiterIn – für Ergo-/PhysiotherapeutInnen und LogopädInnen
- Peter Hess®-KlangtherapeutIn – für Ergo-/PhysiotherapeutInnen und LogopädInnen
- Peter Hess®-KlangexpertIn Demenz

Emily Hess®-Klangyoga

- Emily Hess®-KlangyogalehrerIn (für YogalehrerInnen)

Gong

- Peter Hess®-Gongmaster

Die Qualitätsklangschalen von Peter Hess

Wie bereits an anderer Stelle beschrieben, ist die Entwicklung der Peter Hess®-Klangmassage untrennbar mit der Entwicklung der Peter Hess® Therapieklangschalen verknüpft, die optimal auf die Praxisbedürfnisse abgestimmt sind. Diese Klangschalen bestimmen wesentlich die Wirkung unserer Klangmethoden mit, weshalb ich Ihnen im Folgenden Einblicke in die Geschichte unserer Klangschalenherstellung geben möchte. Darüber hinaus möchte ich Ihnen die in der Klangmassage verwendeten Klangschalentypen und die weiteren Peter Hess® Qualitätsklangschalen vorstellen.

Die Geschichte unserer Klangschalenherstellung

Als ich 1984 mit der Entwicklung der Klangmassage in Deutschland begann, konnte ich noch auf eine größere Anzahl guter, alter Klangschalen zurückgreifen. Im Laufe der Zeit fand ich auf meinen Reisen durch Nepal und Indien immer seltener für meine Zwecke brauchbare Schalen. Einmal probierten ich, mein Sohn Boris und mein nepalischer Mitarbeiter in Nepal an die 10.000 Schalen aller uns bekannten Händler im Kathmandutal durch. Am Ende blieben etwa 350 Klangschalen mit brauchbarer Klangqualität übrig. Davon war aber nur die Hälfte für die Klangmassage, also für die Arbeit am Körper, brauchbar.
So kam es, dass ich 1989 damit begann, parallel zur Entwicklung der Klangmassage neue Schalen in der traditionellen Metallarbeiterstadt Patan in Nepal fertigen zu lassen. Nach einigen Versuchen musste ich dies wieder aufgeben, da die Handwerker nicht in der Lage waren, Schalen mit einem guten Klang, geschweige denn einer optimalen Schwingung herzustellen. Immer wieder habe ich versucht, das alte Wissen über die Fertigung zu erfahren. Unendlich viele Geschichten wurden mir erzählt, vielen zunächst „glaubhaften" Hinweisen bin ich nachgegangen. Das hat zu einigen sehr abenteuerlichen Reisen in das Himalaya-Gebiet und nach Ost-Nepal geführt, die zwar unglaublich spannend

waren, aber keinerlei Erkenntnisse bezüglich der Klangschalenfertigung gebracht haben. Ich musste auf diese Erkenntnisse noch bis 1995 warten. Mein Freund Suni , der für mich Reisen nach Ladakh, Zanzkar und Sikkim organisierte und mir beim Einkauf von Klangschalen in Indien half, kannte meine Probleme. Daher war er bei seinen vielen Reisen im nordindischen Raum immer auf der Suche nach Wissen und Erfahrungen über die traditionelle Fertigung von Klangschalen. Bei einer Reise im Gebiet zwischen Bengalen und Sikkim erfuhr er von einem Mann, der in seiner Jugend solche Schalen geschmiedet haben soll. Er besuchte den damals 90-Jährigen und tatsächlich erinnerte sich dieser noch an die Metallzusammensetzung und den Fertigungsprozess. Mit seiner Hilfe konnten wir die traditionelle Klangschalenproduktion wieder beleben. Dazu brauchten wir Handwerker, die fähig waren, diese besondere Schmiedekunst aus vergangenen Tagen auszuführen. Wir fanden sie in der Gegend, in der „Talis" geschmiedet werden. Dies sind flache Metallteller, von denen gegessen wird. Sie bestehen aus einer hochwertigen Bronze, beinhalten aber auch weitere Metalle ähnlich der Metallzusammensetzung für die Klangschalen und werden auch wie Klangschalen geschmiedet. Nun waren die Grundfertigkeiten zur Herstellung von Klangschalen gegeben. In dieser Zeit hatte ich das Glück, einen indischen Metallingenieur kennenzulernen, der sich für mein Vorhaben begeisterte. Er wurde zu einem meiner wichtigsten Mitarbeiter in der Entwicklung und Produktion und ist heute noch für die Qualität unsere Klangschalen verantwortlich. Nach vielen Versuchen und Experimenten gelang uns endlich der Durchbruch und wir schafften es, neue Klangschalen zu erzeugen, deren Form, Klang und Schwingungsqualität unseren Ansprüchen genügten.

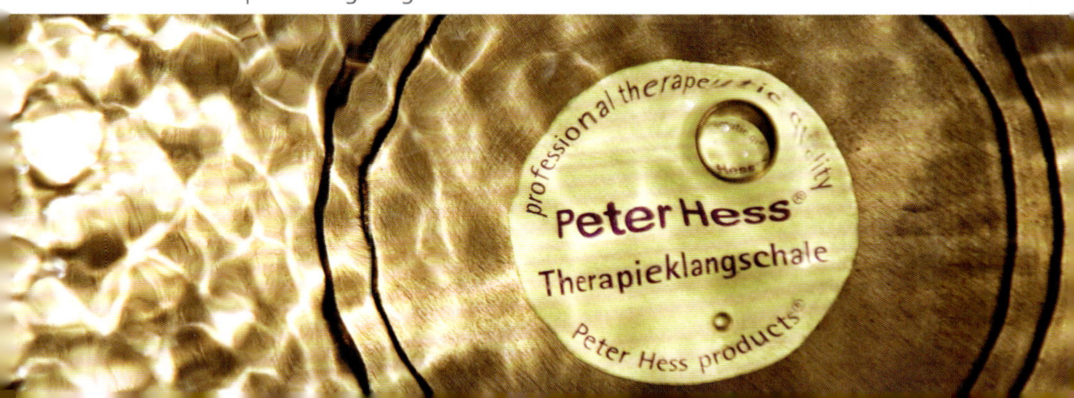

Heute, mehr als drei Jahrzehnte nach unseren ersten Herstellungsversuchen, blicken wir auf viele Entwicklungsschritte zurück, die sich aus dem feinen Regelsystem zwischen der Reflexion der Praxiserfahrungen in unserer Klangarbeit und entsprechenden Experimenten und Forschungen in der Fertigung ergeben haben. Seit ich vor 39 Jahren mit der Entwicklung der Klangmassage begonnen habe, hat sich meine Sensibilität für die Klänge, die in der Klangmassage optimal wirken, ständig verbessert. Die unzähligen Erfahrungen seit den ersten Experimenten in der Klangschalenherstellung haben dazu geführt, dass wir die Metallzusammensetzung und die einzelnen Fertigungsschritte so optimieren konnten, dass wir heute eine Reihe von Klangschalentypen herstellen können, die genau auf die Bedürfnisse der Praxis zugeschnitten sind.

Wie bereits erwähnt, sprechen die verschiedenen Klangschalentypen mit ihrem charakteristischen Frequenzspektrum bestimmte Körperpartien besonders gut an. Darauf gründet auch ihre Bezeichnung. Die jeweilige Fertigung eines Typs geschieht in einem Familienverband, der genau darauf spezialisiert ist. So können wir die gleichbleibend gute Qualität und die charakteristische Klang- und Schwingungsstruktur gewährleisten.

Hinweis:

Die positiven Wirkungen der Peter Hess®-Klangmassage und -Klangmethoden basieren auf einem Zusammenspiel von drei Aspekten:

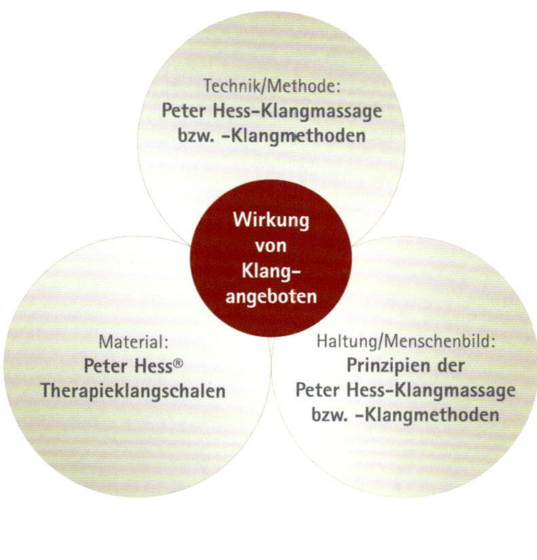
Technik/Methode:
Peter Hess-Klangmassage bzw. -Klangmethoden
Wirkung von Klang-angeboten
Material:
Peter Hess®
Therapieklangschalen
Haltung/Menschenbild:
Prinzipien der
Peter Hess-Klangmassage bzw. -Klangmethoden

Die Qualitätsstufen der Peter Hess® Klangschalen

Wie bereits erwähnt, durchlaufen unsere Klangschalen nach dem aufwendigen Fertigungsprozess noch im Herstellungsland strenge Qualitätskontrollen. Nur die besten kommen in den Handel und auch diese werden in Deutschland noch einmal von unseren geschulten Mitarbeitern durch verschiedene Anschlag- und Hörvorgänge überprüft und dann je nach Klang- und Schwingungsqualität in verschiedene Qualitätsstufen eingeteilt. Sollten sich bei den Prüfungsvorgängen Unregelmäßigkeiten in der Qualität ergeben, so erfolgt eine sofortige Rückkopplung an die Produktion.

Insgesamt unterscheiden wir folgende fünf Qualitätsstufen, wobei ich Ihnen die ersten beiden für die in diesem Buch genannten Übungen empfehlen würde.

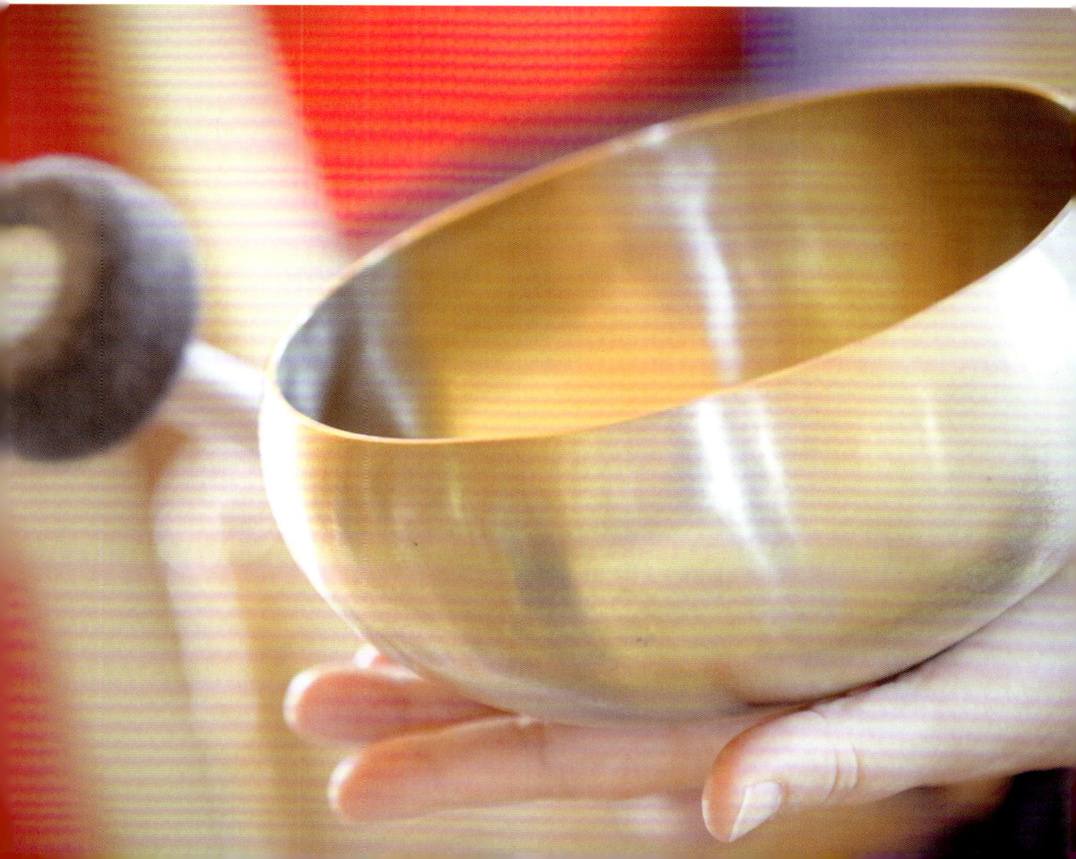

Die Peter Hess® Therapieschale – Das Juwel unter den Klangschalen!

Dies sind die besten Schalen aus unserer Produktion, die über eine ausgezeichnete Klang- und Schwingungsqualität verfügen. Sie sind für die professionelle Klangarbeit bzw. die Praxisanforderungen der Peter Hess®-Klangmethoden entwickelt worden. In der professionellen Klangarbeit werden die verschiedenen Klangschalentypen gezielt eingesetzt.

Die HIMALAYA Qualität

Diese Qualitätsstufe reicht fast an die Therapiequalität heran – aber eben nur fast. Für den Laien sind die Unterschiede von Frequenz- und Schwingungsverhalten manchmal kaum nachvollziehbar. Der Preis ist günstiger und diese Klangschalen werden gerne von Menschen genommen, die mit den Klängen z.B. im familiären Rahmen arbeiten wollen. Auch Kindergärten und Schulen entscheiden sich häufig für diese Qualitätsstufe, in der es ebenfalls die verschiedenen Klangschalentypen gibt.

Die TINGRI Qualität

Diese preiswerte Klangschale ist mit einer guten Qualität zu vergleichen, wie man sie in vielen Musikgeschäften und im herkömmlichen Handel findet. Preislich und im Qualitätsvergleich ist unsere TINGRI Qualität oft günstiger als die, die man auf dem sonstigen Markt bekommt. Sie zeichnet sich durch ein für verschiedene Anwendungsbereiche passendes Frequenz- und Schwingungsverhalten aus. Sie wird gerne von Menschen genommen, die nur gelegentlich Klangübungen für sich selbst durchführen möchten, Klangspiele mit Kindern machen möchten oder eine Klangschale suchen, die sie „nur" als Signalgeber, für Meditationen oder Konzerte nutzen möchten.

Zur preislichen Orientierung hier ein Beispiel:

Kostet eine Klangschale in Therapiequalität 200 €, dann kostet die Himalaya Qualität circa150 € und die Tingri Qualität etwa 100 €.

Die Basar Qualität

Wenn ich über den Basar von Kathmandu gehe und mir die besten Klangschalen aussuche, dann habe ich eine Basar Qualität, wie sie auch hierzulande oft im Handel angeboten wird. Klangschalen dieser Qualität werden bei uns ohne Label verkauft. Wir halten diese Schalen nicht für eine qualifizierte Klangarbeit geeignet. Trotzdem kann diese Qualitätsstufe dort eingesetzt werden, wo spielerisch mit den Klangschalen experimentiert wird, z.B. wenn Kinder ohne Aufsicht Klang-Wasser-Spiele oder Klangmandalas mit Sand machen möchten.

Deko-Schalen

Neben diesen Einteilungen gibt es auch noch Schalen, die einen unzureichenden Klang abgeben. Diese verkaufen wir als Dekorationsgegenstände. Sie werden gerne als Zierschalen zur Aufbewahrung von Obst oder Blumen genutzt. Manche fertigen daraus auch einen dekorativen Springbrunnen an.

Heute werden die hochwertigen Peter Hess® Klangschalen von der Firma Hess Klangkonzepte vertrieben, unter der Leitung meiner Tochter Jana Hess.

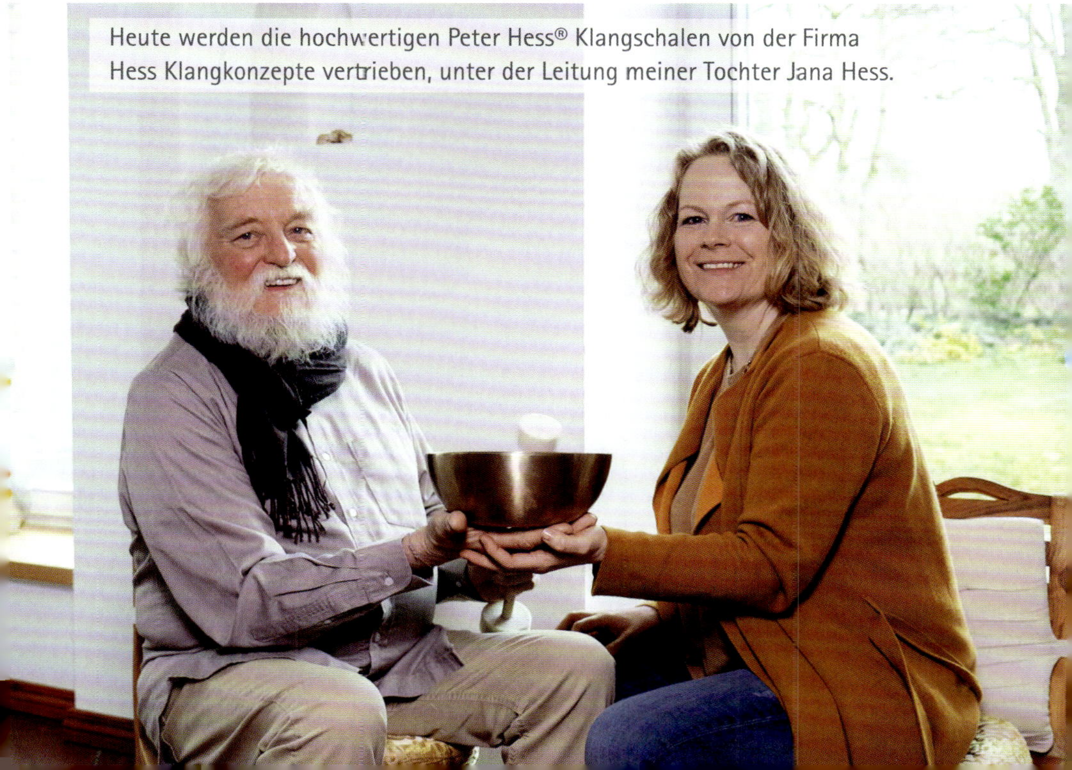

Weitere Klangschalen unterschiedlicher Qualität

Eine neuere Entwicklung ist die **Sangha-Meditationsklangschale**. Die Bezeichnung Sangha stammt aus dem Sanskrit und bedeutet soviel wie „meditierende Gemeinschaft". Mit dieser Schalenart wollten wir eine Klangschale entwickeln, die auf die speziellen Bedürfnisse für Meditationen, Klang- und Fantasiereisen abgestimmt ist. In langer Forschungs- und Entwicklungsarbeit ist uns das gelungen. Denn die Sangha-Klangschale besticht durch einen außergewöhnlichen, lang anhaltenden, besonders klaren, angenehmen und tragenden Klang und eine sehr feine Schwingung. Um den besonderen Klang zu erhalten, erfolgt nach der beschriebenen Fertigungsweise ein weiterer Schmiedeprozess, der pro Kilogramm Klangschale etwa vier Stunden mehr Zeit benötigt. Abschließend folgt eine aufwendige Oberflächenbehandlung, bei der die Schale circa sechs Stunden per Hand poliert wird. Die Mehrarbeit lohnt sich, denn heraus kommt eine Klangschale mit einem einmaligen, Raum füllenden Klangcharakter.

Die Sangha-Klangschalen gibt es in mit 700, 1.000, 1.500, 2.000 und 2.500 Gramm. Im Set gespielt, überlagern sich die Schwingungen zu einem unvergleichlichen Gesamtklang.

Im Laufe der Zeit hat sich herausgestellt, dass diese Schale aufgrund ihrer besonderen Charakteristika auch eine ideale Ergänzung zum Therapieklangschalen-Set in der professionellen Klangmassage sein kann.

Darüber hinaus fertigen wir in unseren Werkstätten noch andere Qualitätsklangschalen, die sich in der Fertigungsart und zum Teil in der Metalllegierung von den bislang vorgestellten Klangschalen unterscheiden. Hierzu zählen z.B. die **BENGALI Klangschalen**, die nach dem Schmieden keine aufwendige Oberflächenbehandlung erfahren und dadurch einen günstigeren Preis haben. Durch die rohe Schmiedeoberfläche an der Außenseite sind diese Schalen besonders stabil und unempfindlich und werden deshalb auch gerne in Kindergärten für das freie Spiel genutzt. Wie der Name schon sagt, werden sie in Bengalen/ Indien gefertigt.

Zwei weitere Qualitätsklangschalen sind die **ZEN-** oder **ASSAM-Klangschalen**. Dabei handelt es sich um gegossene Schalen, die anschließend noch maschinell bearbeitet werden. Sie werden aus einer hochwertigen Metalllegierung hergestellt und sind von hervorragender Klangqualität. Diese Schalen sind etwas empfindlicher und können sogar brechen, wenn sie z.B auf einen Steinboden fallen.

In unserer Klangarbeit kommen aber auch **Zimbeln und Gongs** zum Einsatz. Auf sie möchte ich aber an dieser Stelle nicht näher eingehen, da dies den Rahmen dieses Buches sprengen würde. Die Arbeit mit Gongs ist besonders spannend, aber auch intensiv. Meiner Meinung nach sollte sie daher nur auf der Basis umfangreicher Selbsterfahrung und fundierter Schulung für andere Menschen angeboten werden.

Seminar-Tipp:
Am Peter Hess® Institut (PHI) werden verschiedene **Gong-Fachseminare** angeboten, bei denen Sie erste Erfahrungen mit dem faszinierenden Instrument sammeln können. Sie lernen, wie Sie die machtvolle Bronzescheibe für Konzerte und meditative KLANGräume spielen oder im Rahmen von Beratung und Therapie einsetzen können.

www.peter-hess-institut.de

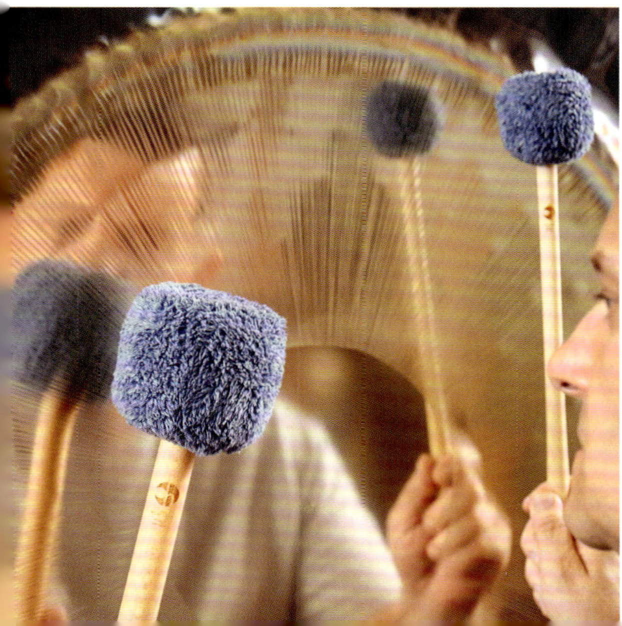

Klangschalentypen und Anwendungsbereiche

Im Folgenden möchte ich Ihnen die wichtigsten unserer verschiedenen Klangschalentypen vorstellen, wie sie auch in der klassischen Klangmassage zur Anwendung kommen.

Universalschale

Der Begriff „Universalschale" ist Ihnen in diesem Buch schon mehrfach begegnet. Wie der Name schon verrät, verfügt sie über ein besonders breites Klangspektrum, mit dem der gesamte Körper gut angesprochen werden kann. Charakteristisch für diesen Schalentyp ist, dass sich ihr Hauptklangbereich durch die Verwendung unterschiedlicher Schlägel gezielt verändern lässt. Dies macht sie für mich zur idealen „Einsteiger-Schale", wie ich sie auch für die Klangübungen dieses Buches empfehle. Das breite Frequenzspektrum dieses Schalentyps bietet ideale Voraussetzungen für die Klangentspannung an den Gelenken sowie den Hand- und Fußreflexzonen. Aufgrund ihres intensiven Schwingungsverhaltens wird sie in der professionellen Klangarbeit vor allem auch zur Lockerung von „Blockaden" genutzt – dies sollte aber dem fundiert ausgebildeten Klangmassagepraktiker vorbehalten bleiben.
Mit einem Gewicht von 900 bis 1.000 Gramm weist diese Schale einen Durchmesser von 21-22 cm und eine Höhe von circa 8 cm auf.

Kleine und große Herzschale

Das Frequenzspektrum dieser Schalentyps spricht vor allem den Brustraum gut an. Auch ihr Klang kann durch verschiedene Schlägel variiert werden. Es gibt sie in zwei Größen:
Die große Herzschale, wie sie bei der klassischen Klangmassage verwendet wird, wiegt etwa 1.300 Gramm, hat einen Durchmesser von 21-22 cm und eine Höhe von 8,5 cm. Ganz charakteristisch ist für diese Schale ihr verstärkter Rand.
Das zweite Modell, das häufig in der Arbeit mit Kindern zur Anwendung kommt, ist mit 650-720 Gramm, einem Durchmesser von 16 cm und einer Höhe von 8,5 cm deutlich leichter und kleiner. In der Kombination

mit der Universalscha e kann man damit schon gut eine Klangmassage durchführen.

Kleine und große Beckenschale

Wie der Name schor vermuten lässt, spricht das Frequenzspektrum dieses Schalentyps vor allem den Unterleib gut an. Mit verschiedenen Schlägeln kann auch hier der Klang variiert werden. Mit einem großen, weichen Filzschlägel angeschlagen, lassen sich die tiefen Frequenzangebote für den Unterleib erzeugen, wohingegen mit einem mittleren, etwas härteren Schlägel das Frequenzangebot für den Solarplexus (Bereich oberhalb des Bauchnabels) angesprochen wird.

Die große Beckenschale wiegt etwa 2.000 Gramm und hat einen Durchmesser von 28,5 cm und eine Höhe von 11-12,5 cm. Sie weist im Vergleich zur kleinen Beckenschale eine stärke Klangintensität auf und wird für den professionellen Einsatz bevorzugt.

Die kleine Beckenschale wiegt bei einem Durchmesser von 25,5 cm

Die große Beckenschale spricht mit ihren tiefen Frequenzen den unteren Rücken und Unterleib gut an. In Kombination mit der großen Herzschale entsteht so ein wohltuendes Entspannungsangebot für den gesamten Rücken.

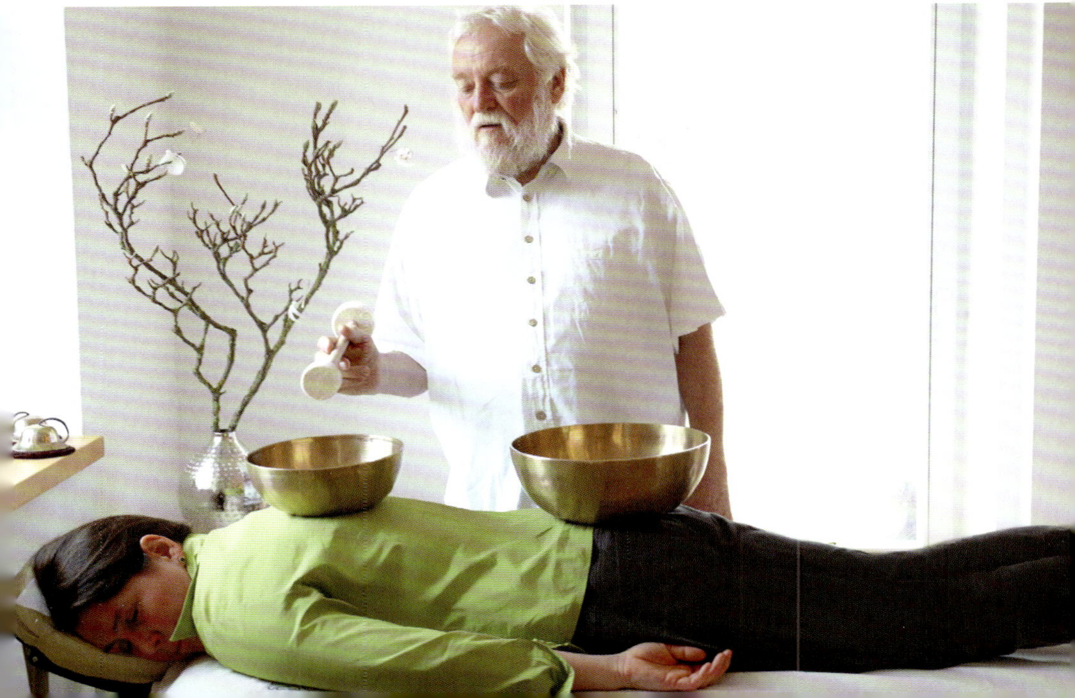

und einer Höhe von circa 10 cm etwa 1.500 Gramm. Die Variation ihres Frequenzspektrums entspricht dem der großen Beckenschale. Sie wird besonders gerne bei der Klangmassage mit Jugendlichen oder Kindern verwendet.

Die flache und die bauchige Kopfschale

Diese kleine Klangschale spricht vor allem den Kopfbereich gut an. Die etwas 250-320 Gramm schwere Schale gibt es in einer flachen und in einer bauchigen Variante.

Die flache Form hat einen Durchmesser von etwa 14 cm und eine Höhe von 4 cm. Ihr Klang ist eher bewegt und hoch, wodurch er ideal für die Stirn- und Nebenhöhlen geeignet ist. Das gleiche gilt für die etwa 5,5 cm hohe bauchige Kopfschale, die einen Durchmesser von circa 12 cm aufweist.

Die Kopfschale hat sich vor allem im Beauty- und Wellnessbereich etabliert. Etwa 24-34 Gesichtsmuskeln ermöglichen es uns, unseren Gefühlen Ausdruck zu verleihen. Anspannung, Stress und Sorgen können daher gerade in diesem Bereich sichtbare Verspannungen mit sich bringen, die sich langfristig in Falten manifestieren. Hier lassen sich mit der kleinen Kopfschale wunderbar gezielte und wohltuende Entspannungsangebote setzen.

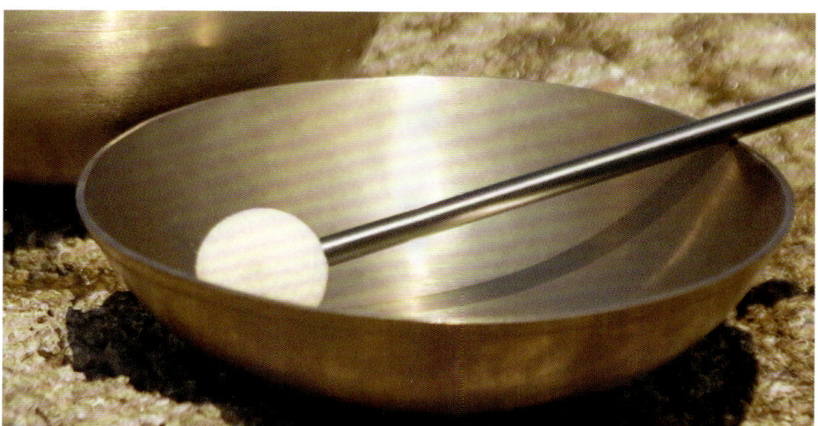

Kontaktadressen

Peter Hess® Institut (PHI)

Aus- und Weiterbildung in der Peter Hess®-Klangmassage und den Peter Hess®-Klangmethoden

Ortheide 29 · D-27305 Bruchhausen-Vilsen

Telefon: +49 (0) 42 52 – 93 89 114 · E-Mail: info@peter-hess-institut.de

www.peter-hess-institut.de

PHI-Seminarhäuser

Peter Hess® Institut – Schweringen
www.peter-hess-institut-schweringen.de

Peter Hess® Institut – Landsteiner Mühle/Taunus
www.peter-hess-institut-landsteinermuehle.de

Verlag Peter Hess

Fachliteratur, DVDs und CDs rund um das Thema Klang und verwandte Themen

Ortheide 29 · D-27305 Bruchhausen-Vilsen

Telefon: +49 (0) 42 52 – 93 89 114 · E-Mail: info@peter-hess-institut.de

www.verlag-peter-hess.de

Internationaler Fachverband Klang-Massage-Therapie e.V.

Interessenvertretung der in den Peter Hess®-Klangmethoden Ausgebildeten

D-Ortheide 29 · D-27305 Bruchhausen-Vilsen

Telefon: +49 (0) 42 52 – 93 89 140 · E-Mail: info@fachverband-klang.de

www.fachverband-klang.de

Hess Klangkonzepte

Peter Hess® Klangschalen und alles für die Klangmassage und Klangarbeit

Uenzer Dorfstrasse 71 · D-27305 Bruchhausen-Vilsen

Telefon: +49 (0) 42 52 – 24 11 · E-Mail: info@hess-klangkonzepte.de

www.hess-klangkonzepte.de

Follow us!

Kontaktadressen von Peter Hess® Akademien weltweit

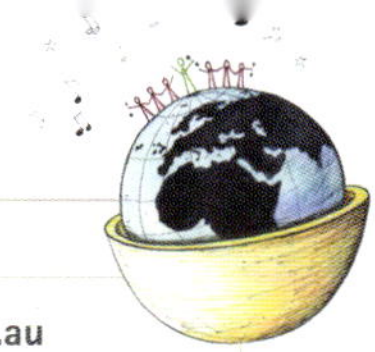

Land	Ihr Ansprechparnter	Kontakt
Australien	Ute Coleman	www.soundrelaxation.com.au
Bali (Indonesien)	Ute Coleman	www.soundrelaxation.com.au
Belgien	Brigitte Snoeck Sylvia Zijlstra	www.peter-hess-academy.be www.klankpraktijk.nl
Brasilien	Regina Santos	www.academiapeterhess.com.br
Dänemark	Anne und Philip Nees	www.nordlys.dk
England	Maja Dethloff	www.soundfeelings.uk
Finnland	Anne Matero	www.medi-sound.fi
Frankreich	Brigitte Snoeck	www.peter-hess-academy.be
Griechenland	Niko und Anna Avramidis	www.ixomasaz-therapeia.com
Indien	Manan Sharma	www.meditatones.com
Italien	Simone Campa	www.sonosphera.com
Kanada	Dr. Clair Kao Hsien-ju	www.kaoclaire.com
Korea (Südkorea)	Hyojeong Kim	www.klangforest.imweb.me
Kroatien	Mirjana Maksimovic u. Silvana Leskovar	www.premavama.com
Nepal	Sangita Hess	E-Mail: info@nepal-importe.eu
Niederlande	Sylvia Zijlstra	www.klankpraktijk.nl
Norwegen	Francisco Labbé-Garcia	E-Mail: Francisco-labbe@outlook.com
Österreich	Alexander Beutel	www. klangmassage-therapie.at
Polen	Margarete Musiol	www.peterhess-akademia.pl
Portugal	Ingrid Ortelbach	www.peter-hess-academy.com.pt
Rumänien	Zsolt und Csaba Regős-Ilyés	www.academiapeterhess.ro
Schweden	Iris Krüger	www.vitaraeda.com
Schweiz	Helen Heule	www.peter-hess-akademie.ch
Slowakei	Gabi Obdržalkova	E-Mail: gabiobdrzalkova@gmail.com
Spanien	Christine Heckel	www.christineheckel.com
Südafrika	Nicole Herkert	E-Mail: peter.hess.academy.sa@gmail.com
Türkei	Sirma Belin	www.sirmabelin.com
Ungarn	Zsuzsanna Radnai	www.hangmasszazs.hu
United Arab Emirates	Antje Hosseinzadeh	www.happyhabits.today/sound
USA	Gina Armstrong	www.peterhessacademyusa.com

Quellenverzeichnis

Bücher

Berendt, Joachim Ernst: Nada Brahma. Die Welt ist Klang. rororo, 2005.

Berendt, Joachim Ernst: Ich höre, also bin ich. Traumzeit-Verlag, 2007.

Berendt, Joachim Ernst: Das dritte Ohr. Rowohlt, 2000.

Hess, Emily (Hrsg.): Fanello – Klingende Fantasiereisen für Kinder und jung gebliebene Erwachsene, 3. überarb. Auflage 2022.

Hess, Peter: Die heilende Kraft der Klangmassage. Entspannen, Stress abbauen, Schmerzen lösen mit Klangschalen. Irisiana Verlag, 2012.

Hess, Peter: Klangschalen für Gesundheit und innere Harmonie. Verlag Irisiana, 2013.

Hess, Peter / Koller, Christina (Hrsg.): Klang erfahren – mit Klang professionell arbeiten. Erfahrungsberichte und theoretische Hintergründe vom 3. Klang-Kongress 2006. Verlag Peter Hess, 2007.

Hess, Peter / Hess, Emily: Klangschalen – mit allen Sinnen spielen und lernen. Verlag Peter Hess, überarb. Neuauflage 2023 (bisher erschienen im Kösel Verlag).

Hess, Peter / Koller, Christina (Hrsg.): Klangmethoden in der therapeutischen Praxis. Verlag Peter Hess, 2009.

Hess, Peter / Koller, Christina (Hrsg.): *Peter Hess*-Klangmethoden im Kontext von Forschung und Wissenschaft. Bericht zum 1. Fachkongress 2008. Verlag Peter Hess, 2010.

Jaekel, Martina: Im Land des Klangzaubers. Verlag Peter Hess, 2006.

Koller, Christina: Der Einsatz von Klängen in pädagogischen Arbeitsfeldern. Dargestellt am Beispiel der Klangpädagogik nach Peter Hess. Dr. Kovac Verlag, 2007.

Koller, Christina / Grotz, Tanja: *Peter Hess*-Klangmassage als Methode der Stressverarbeitung und Auswirkungen auf das Körperbild. Eine Pilotstudie des Europäischen Fachverbandes Klang-Massage-Therapie e.V. in Kooperation mit dem Institut Dr. Tanja Grotz. In: Hess Peter / Koller, Christina (Hrsg.), 2009.

Lauterwasser, Alexander: Wasser – Klang – Bilder. Die kosmische Musik des Weltalls. AT Verlag, 2002.

Lauterwasser, Alexander: Wasser-Musik. Geheimnis und Schönheit im Zusammenspiel von Wasser- und Klangwellen. AT Verlag, 2005.

Portalsky, Marek / Portalska, Halina: Klangschalen. Klang - Unterstützung der Diagnosen, der Therapie und ... Prodruk Verlag,, 2008.

Portalska, Halina und Portalski, Marek / Hess, Peter: Experimente mit Klangschalen. In: Hess, Peter / Koller, Christina (Hrsg.), 2009.

Ross, Uwe: Klangarbeit aus neuropsychologischer Sicht – am Beispiel Tinnitus. In: Hess, Peter / Koller, Christina (Hrsg.), 2009.

Tomatis, Alfred: Klang des Lebens. Rowohlt Verlag, 2003.

Tomatis, Alfred: Das Ohr und das Leben. Walter Verlag, 2000.

Tomatis, Alfred: Klangwelt Mutterleib. DTV, 1999.

Van Dülmen, Beate: Klingen, spüren, schwingen. Ökotopia Verlag, 2013.

Verres, Rolf: Was uns gesund macht – Resonanz in zwischenmenschlichen Beziehungen. In: Hess, Peter / Koller, Christina (Hrsg.), 2009.

Zeitschriften

Fachzeitschrift KLANG-MASSAGE-THERAPIE
Hrsg.: Internationaler (ehem. Europäischer) Fachverband Klang-Massage-Therapie e.V.
Kostenlos online lesen unter: www.fachverband-klang.de

CDs/Downloads

Avramidou, Anna / van Bri leman, Inge: SOM – Sound of Mantra. Verlag Peter Hess, 2015.

Gabis, Peter: Pravaaha. Verlag Peter Hess, 2013.

Gabis, Peter: Adhvanika – eine Reise in die Welt der Klänge. Verlag Peter Hess, 2011.

DVDs

Auditorium Netzwerk: 5. Klang-Kongress 2011. Das Gesunde fördern – professionell mit Klang arbeiten. Auditorium Netzwerk, 2011.

Hess, Peter (Hrsg.): Peter Hess®-Klangmassage als komplementäre Methode in der therapeutischen Praxis. Verlag Peter Hess, 2015 (dt./engl.).

Hess, Peter (Hrsg.): Peter Hess-Klangmassage in der therapeutischen Praxis. Verlag Peter Hess, 2006 (dt./engl.).

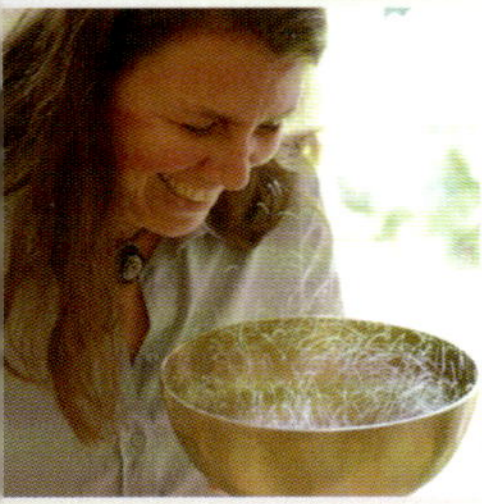

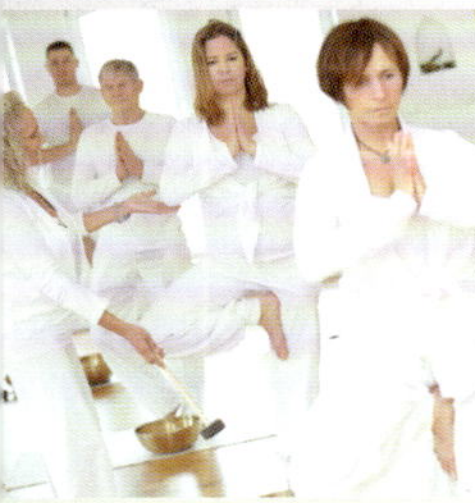

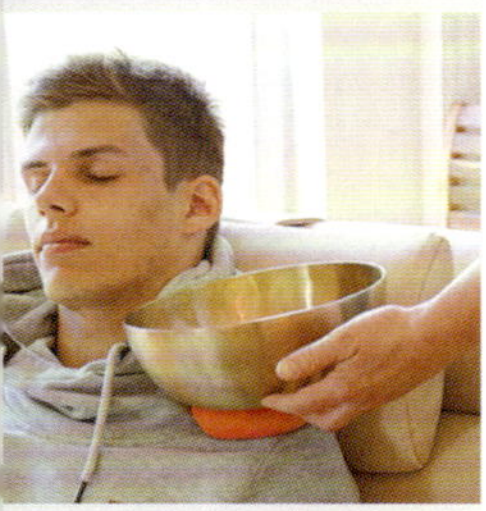

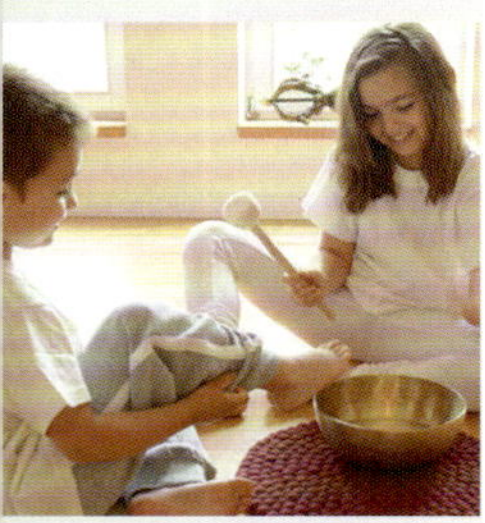

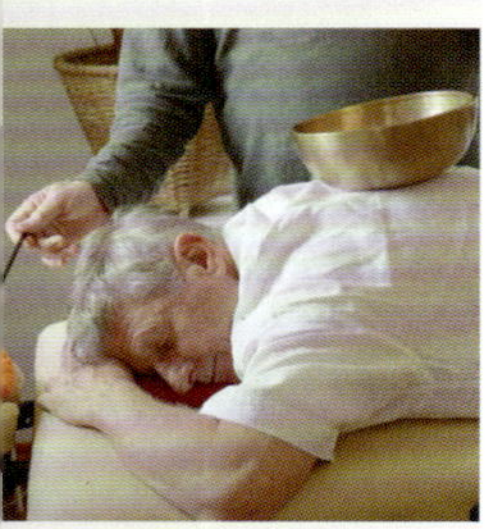

Klang als Kraftquelle erleben – ganz in Ihrer Nähe!

Erleben Sie selbst, wie schnell die Klänge Sie in die Entspannung führen und Sie dabei Kraft und Energie tanken können!

Besuchen Sie doch mal ein Klangkonzert, eine Fantasiereise oder gönnen Sie sich eine Klangmassage. Vielleicht möchten Sie auch lieber bei einem Workshop oder einem Seminar selbst die Klangschalen kennenlernen, mit ihnen experimentieren und erfahren, wie Sie dieses so besondere Instrument für sich selbst nutzen können.

Auf unseren PHI Reginal-Websiten finden Sie sicher ein Angebot, das Sie anspricht!

www.peter-hess-institut-landsteinermuehle.de	Peter Hess® Institut - Landsteiner Mühle/Taunus
www.peter-hess-institut-schweringen.de	Peter Hess® Institut - Schweringen (PHZ) bei Nienburg/Weser in Niedersachsen
www.phi-nord.de	Region Schleswig Holstein, Niedersachsen, Hamburg, Bremen
www.phi-sachsen.de	Region Sachsen, Sachsen-Anhalt und Thüringen
www.phi-berlinbrandenburg.de	Region Berlin/Brandenburg
www.phi-nrw.de	Region Nordrhein-Westfalen
www.phi-rheinmainneckar.de	Region Rhein-Main-Neckar, Hessen
www.phi-baden-wuerttemberg.de	Region Baden-Württemberg
www.phi-bayern.de	Region Bayern

www.peter-hess-institut.de